1万人を診た
脳内科医がすすめる

すごい行動力

医学博士／「脳の学校」代表
加藤俊徳

Great Ability To Take Action
Toshinori Kato

朝日新聞出版

はじめに　「脳の準備不足」がすぐやれない原因

この本は、なかなか動けない人の脳を今から変えて、「すごい行動力」を手に入れるための指南書です。

「わかっているけど、行動に移れない」
「先送りグセがある」
「何でもギリギリにならないとやらない」
「何から始めればいいかわからず固まってしまう」
「やるべきことや話すべき言葉がパッと思いつかない」

この5つの悩みに1つでも当てはまる人は、これまでに学校や仕事で少なからず失敗を重ねてきたことがあるのではないでしょうか。

私自身も、試験や提出物、人との待ち合わせはいつもギリギリで、「自分はギリギリの魔術師だ」と言い聞かせながら何とかやっていた時期がありました。

ところが、このギリギリの魔術は、日本にいた時には何とか通用しても、30代後半からのアメリカでの研究生活では通用しませんでした。数か月で結果を求められたために、なかなか行動のスイッチが入らない自分を何とかするしかなかったのです。

本書では、そんな全く動けなかった経験のある私が、「すごい行動力」を手に入れるために、脳科学を探究しながら取り組んできたエッセンスをお伝えします。

まずお伝えしたい、私が到達した結論は「すぐ行動できない理由は『脳』の準備不足にある」ということです。

脳科学的観点から補足すると、**自分は「行動力がなく、すぐ動けない」と思っている人でも、いつも「すぐ動けない」わけではありません。ある場面では「すぐ動けることもあるはずです。**

たとえば、自分にとって得意なこと、好きなこと、日常的に繰り返していて習慣になっていることなどは、すぐにできます。

すぐ行動できるのは、脳の中にその行動をするための準備が整っているからです。

逆に、脳の中で準備が整っていないことは、すぐに行動に移すことができないのです。


人から言葉で指示されたことを、すぐに実行できず思考停止してしまうのは、脳が「聞く」ための準備ができていないからです。

耳から入ってきた情報がアタマの中に入っていかない人は、情報を理解することができず、思考や行動が進まないわけです。

そんな人も、目の前で見本を示してもらうと、速やかに迷いなく行動できる場合があります。それは、「見て、動く」ための準備ができている脳（見て情報を得るのが得意な脳）を持っている人だからです。

同じ情報なら、耳から入ってきたのでも、目から入ってきたのでも、一緒です。入りやすい方から情報を入れればいいのです。

とにかく、アタマの中に情報を入れること。それが、「すごい行動力」につながる第一歩であり、この本で最初に伝えたいメッセージです。

つまり、すぐ動けないのは、あくまでも脳の一部の準備不足が原因である、ということです。**あなたの脳のすべてが「すぐ行動できない脳」だ、ということではありません。**

これはとても大事なポイントですので、覚えておいてください。

では、何をどうすれば「すぐ動ける」ようになれるのか？

「すごい行動力」を生み出す脳になるためには、まず、「『できる』ことに気づく！」ことが大切です。

詳しくは第1章で解説しますが、できることに注意を向ければ、あなた自身がどんなことなら「すぐ動ける」のかがわかってきます。

これまでは、何となく自分のことを「行動力のない人」と思っていたかもしれません。でも「実は、自分にも『すぐ動ける』ことがあるんだ！」と気づいてください。

そうすることで得られる前向きな思考が、「すぐ動ける」脳になるには欠かせないということです。

そこでまずは、あなたの脳の中で、動きやすい部分はどこなのか?

次のページの【「すごい行動力」脳番地チェックリスト】で確認してください。

脳番地とは、「脳のどの部分がどんな働きをしているのか」を表した脳の役割別の分類のことで、大きく8つの系統に分けられます(脳番地についても第1章で詳しく説明します)。

運動系脳番地、思考系脳番地、視覚系脳番地、聴覚系脳番地、理解系脳番地、記憶系脳番地、伝達系脳番地、感情系脳番地の8つです。

「すごい行動力」
脳番地チェックリスト

1 運動系
- □ カラダを動かすのが好き
- □ 歩くスピードが速い
- □ テキパキ処理できる

2 思考系
- □ 優先順位で迷わない
- □ 衝動買いをしない
- □ あきらめずに続けられる

3 視覚系
- □ 場の空気が読める
- □ 道に迷わない
- □ ペットや植物の世話が好き

4 聴覚系
- □ 歌が好き
- □ 長話を聞いていられる
- □ 聞き漏らしが少ない

5 理解系
- □ 地図を見るのが好き
- □ たとえ話をするのが得意
- □ アイデアを思いつくことが多い

6 記憶系
- □ 締め切りを守れる
- □ 人の話をよく覚えている
- □ 電車などを乗り過ごさない

7 伝達系
- □ 手紙やメールが苦にならない
- □ 自分の意見が言える
- □ 話を要約するのが得意

8 感情系
- □ 人付き合いが好き
- □ 相手の気持ちが読み取れる
- □ よく泣いたり笑ったりする

どの脳番地に多くチェックがつきましたか？

チェックの多かったところは、すでに準備ができている脳番地です。

その脳番地が、あなたが「すごい行動力」を持つための鍵を握っています。

ただ実際には、一つの脳番地の準備ができているだけでは、必ずしも「すぐ動ける」ようにはならないのが、人間の脳とカラダの少し複雑なところです。

かなり「すぐ動ける」ようになるには、他の脳番地の協力が必要です。

準備ができている脳番地が増えるほど、「すぐ動ける」場面や種類も増えます。

そこで、「すぐ動ける」脳番地を増やすためのエクササイズ（準備運動）を本書でまとめました。**これから紹介する脳トレよりもカンタンなエクササイズを繰り返すことで、すぐ行動できる脳に近づき、脳の準備不足の解消に役立ちます。**

目次を見て、やりやすいところから始めてみる、で構いません。

「どこの脳番地にしようか……」と悩むくらいなら、**とにかくできることをやってみた方が、「すぐ動ける」脳番地を増やすことにつながる**からです。

さあ、「すぐ行動する人」を目指してエクササイズを始めましょう！

1万人を診た
脳内科医がすすめる

すごい行動力

目次

第1章

「すごい行動力」を生む脳の秘密

第2章

「すごい行動力」になる脳番地エクササイズ

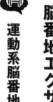

視覚系脳番地：「状況判断」がうまくなる！ ―― 76

感情系脳番地:「やる気」を生み出せる! —— 152

装　　丁：三森健太（JUNGLE）
本文デザイン：宮嶋章文（朝日新聞メディアプロダクション）

第1章

「すごい行動力」を生む脳の秘密

「すごい行動力」がある人は、できることからする人

「すごい行動力」になる――つまり「すぐ動ける」ようになる――には、まず何よりも、「できる」ことに注意を向ける必要があります。

「はじめに」にも書きましたが、自分にとって「できない」ことにばかり意識が向きすぎると、「すぐ動けない」ことが増えてしまうからです。

たとえば10あるうち、できることが8個、できないことが2個あるとします。つまり、できることが8割もある状態です。にもかかわらず、できない2個だけに意識がいってしまうと、そこで動きが止まってしまいます。

「できないこと＝脳の準備ができていないこと」ですから、できないことをいくらやろうとしても、脳がフリーズして、ジーッと動かないままいつの間にか時間が経過してしまうのです。

これでは、できるはずだった8個のことも、できなかったことに変わってしまいか

ねません。

「できる」ことと「できない」こと、すぐにやるべき2つの選択肢で迷ったら、ためらわずに「できる」ことを選んでください。

大切なのは、自分の中で一番早くやれることを探し、とにかくカラダを動かすこと。

カラダと脳はつながっていて、カラダを動かせば、脳も活性化します。すると、「できない」と思っていたことも始めやすくなります。

「すぐ動ける」人も実は、できないことを抱えています。８つの脳番地すべてが準備万端に整っている人なんていません。

でも、できることを優先している（準備が整っている脳番地を動かしている）から、「すぐ動ける」のです。

「できないことを後回し」にするというと、悪いことをしているように思われるかもしれません。しかし、脳科学的には理にかなった正しい行動です。

「すぐ動ける」人は、できることからする人なのです。「はじめに」で紹介したチェックリストの結果も参考にして、動きやすいところからエクササイズを始めてください。

「すぐ動ける」脳番地が増えると、すごい行動力になる

脳には100億個を超える神経細胞があり、運動に関する細胞、聴覚に関する細胞、記憶に関する細胞など、同じ働きをする細胞同士が特定の部位に集まり基地を形成しています。

その脳細胞の集団がある基地のことを、私は「脳番地」と呼んでいます。脳全体を地図に見立てて、脳の役割ごとに番地を割り振ったということです。

脳番地は細かく分類すると120以上あるのですが、大きくは次の8つに分類されます。

① 運動系脳番地……カラダを動かす時に働く
② 思考系脳番地……何かを考えたり、判断したりする時に働く
③ 伝達系脳番地……コミュニケーションを通じて意思疎通を行う時に働く

④視覚系脳番地……目で見たことを脳に集める時に働く
⑤感情系脳番地……喜怒哀楽などの感情を受け取ったり、自分の気持ちを表現したりする時に働く
⑥理解系脳番地……物事や言葉など、与えられた情報を組み合わせて理解し、応用する時に働く
⑦聴覚系脳番地……耳で聞いたことを脳に集める時に働く
⑧記憶系脳番地……情報を脳に蓄積させ、使いこなすために働く

「すぐ動く」には、これらの脳番地がうまく連携し、脳全体が効率的に働く必要があります。

たとえば、人の話を聞いてノートを取る時には、聴覚系脳番地と理解系脳番地、運動系脳番地などが一緒に働きます。

ボールの投げ方のお手本を見て、自分もその通りに投げるには、視覚系脳番地、思考系脳番地、記憶系脳番地、運動系脳番地などが相互に作用しながら働きます。

つまり、複数の脳番地がネットワークでつながり、お互いに連携することよって、

私たちの動きは成立しているのです。

この8つの脳番地のどこかに弱いところがあり、連携がうまくっていない時、私たちの動きは止まったり、遅くなったりしてしまいます。

ここで、私たちが動く際に脳番地がどのように連携し機能しているか、その基本的な流れを確認しておきましょう。

まず、脳番地は情報の収集にかかわるインプット系と、情報をもとにした考えの形成や表現にかかわるアウトプット系に分類することができます。視覚系と感情系の脳番地は、インプットとアウトプットの両方にかかわっています。

- **アウトプットにかかわる脳番地……運動系・思考系・伝達系・視覚系・感情系**
- **インプットにかかわる脳番地……視覚系・感情系・理解系・聴覚系・記憶系**

これらのうち、アウトプットにかかわる脳番地は、主に脳の前側（前頭葉《ぜんとうよう》）に分布しています。ここは、ヒトの脳の中で最も発達した部位と言われています。

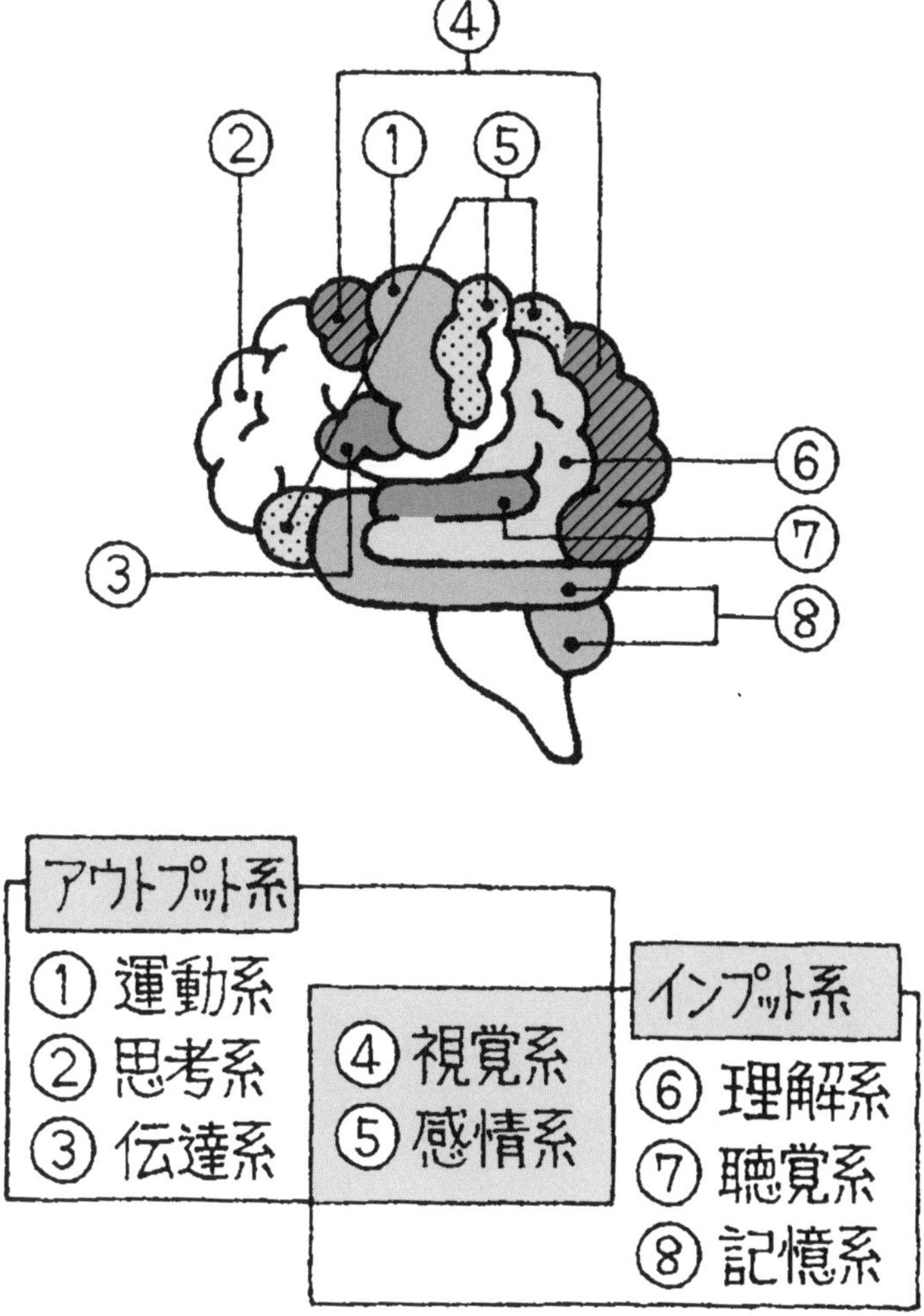
④
②
①
⑤
⑥
⑦
③
⑧
アウトプット系
① 運動系
② 思考系
③ 伝達系
④ 視覚系
⑤ 感情系
インプット系
⑥ 理解系
⑦ 聴覚系
⑧ 記憶系

一方のインプットにかかわる脳番地は、主に脳の後ろ側（前頭葉以外の場所）に分布しています。

私たちのカラダが動く時、基本的には、これらの脳番地がインプットからアウトプットの流れにそって、お互いに連携し合っています。

では、脳番地がお互いに連携する時に、それぞれの脳番地がどのように働いているか、カンタンに確認しておきましょう。

1 運動系脳番地　速やかな行動力を引き出す

その名の通り、カラダを使ったありとあらゆる動きを担当しています。「すぐ動く」ために欠かせない脳番地です。脳の中で一番早く成長を始める脳番地でもあります。

運動系脳番地が得意というと、スポーツが得意な人をイメージしてしまいますが、それだけとは限りません。

たとえば、モノをつくったり字を書いたりするには手を動かさなくてはなりませんし、言葉を発する際には口の周りの筋肉を動かします。大きな動きから微細な動きまで、すべての動きに運動系脳番地が関連するということです。

したがって、運動系脳番地の働きが弱いと、そもそも動くことが嫌いになってしまいます。

2 思考系脳番地
自分のアタマで考えて意思決定する

脳の司令塔とも言える脳番地です。思考だけでなく、判断、意思決定、意欲、創造など、アウトプットを担う場所です。

思考系脳番地の働きがよいと、自分のアタマで考えて、迅速な判断ができます。また、「～したい」という意思の力が強くなります。そのため、「すぐ動く」にはとても重要な脳番地です。

逆に、思考系脳番地に弱点がある人は、複数の選択肢があった場合に迷ってしまい、「すぐ動く」という判断ができません。優柔不断で、仕事に優先順位をつけて、片っ端から片づけていくといった作業が苦手です。

3 伝達系脳番地　言葉や文章がすぐに出てくる

指示を出したり、指示を受けたり、あらゆるコミュニケーションを担っている脳番地です。

伝達系脳番地の働きが強い人は、話す、書く、表現するという、他人とかかわるあらゆるコミュニケーション力に優れています。人前で話したり、メールや作文を書いたり、場を盛り上げたりするのが上手です。

伝達系脳番地の働きが弱い人は、自分の考えを誰かに伝えたり、自分の理解が合っているかどうかを確認したりといったことが苦手です。

周りの人とうまく意思疎通を図れるようになれば、すぐに動きやすくなります。

4 視覚系脳番地　目で見て状況を的確にとらえる

私たちは多くの情報を目から得ています。そのことからも、視覚系脳番地の重要性がわかります。言葉や文字は左脳側で処理し、画像やイメージは右脳側で処理しています。

視覚系脳番地の働きが強い人は、目で見て状況を的確にとらえることができる人です。

視覚系脳番地の働きが弱い人は、他の人と同じ状況を見ても、得られる情報量が少なくなります。そして状況判断するための情報をそもそも得られていないため、すぐ動こうにも、動きようがないのです。

5 感情系脳番地

感情を上手にコントロールする

喜怒哀楽を司《つかさど》る脳番地です。ワクワクしたり、ときめいたり、感情が動いている時は、この脳番地が働いています。

感情系脳番地の働きが強い人は、表情豊かに自分の感情を表現できると同時に、自分の感情を上手にコントロールできます。ワクワク、ドキドキといったポジティブな感情が強いため、高い行動力を発揮します。

感情系脳番地の働きが弱いと、何かをやりたいという欲求が少なくなるため、動きが鈍くなってしまいます。また、自分や相手の感情を察知する力も弱くなりがちです。

6 理解系脳番地 状況を的確に把握する

目や耳から得た情報（言語・非言語）を分析し、理解して、自分の知識にするための脳番地です。また、推測して理解する時にも働きます。

理解系脳番地の働きが強い人は、何事も広く深く理解できます。また、創造力が豊かで、経験していないことでも推理・推測できます。

理解系脳番地の働きが弱い人は、目の前で起きている出来事や見聞きした言葉の意味を十分に理解できません。また、理解するのに時間がかかります。理解が遅く不十分なため、そこから適切な行動を導き出すことができず、動きが止まってしまいます。

7 聴覚系脳番地 重要な情報を聞き取れる

目だけでなく、耳からも、私たちはたくさんの情報を得ています。情報は言葉や音となって脳に入ってきます。

聴覚系脳番地の働きが強い人は、人との会話や周囲の音から多くの情報を得ることができます。たとえば「この人は、本当は違うことを言いたいんじゃないのか」と、相手の真意に気づきやすくなります。また、さわがしい雑踏の中にいても、自分の聞きたい音だけを拾うことができます。

一方、聴覚系脳番地の働きが弱いと、耳で聞いて状況を的確にとらえることができません。本人は「聞いているつもり」でも、右から左へすぐに抜けて、アタマに残っていないということが起こります。人の指示などをきちんと聞き取れなければ、当然、期待された動きをすぐに行うことは不可能です。

8 記憶系脳番地 見たこと、聞いたことを忘れない

目や耳から得た情報を蓄積したり、思い出したりする時に使う脳番地です。記憶を司る海馬《かいば》の周辺に位置します。

記憶系脳番地の働きが強い人は、一度見ただけ、聞いただけで物事がアタマに入りやすく、しっかりと記憶されます。また、スケジュールを立てて、その通りに計画的に行動できるなど、時間管理能力にも優れています。

人は目や耳から入った情報を思考系脳番地や理解系脳番地、記憶系脳番地で処理し、その情報をもとに行動に移します。記憶系脳番地の働きが弱いと、参照すべき情報が脳内から消えてしまうため、どうしても行動が遅くなってしまいます。

このように、一口に「すぐ動けない」といっても、脳の側面から見るといろいろな原因があるということです。

人によって動きが活発な脳番地、動きが弱い脳番地は異なります。自分の脳番地の強い部分・弱い部分を知ることは大切です。

自分はどんな脳のクセを持っていて、どの脳番地の働きが強く、また、すぐ動けない原因になっている脳番地はどこなのか。

それを知って、連携ミスを起こしている脳番地の働きを高めることが、もっともっと「すぐ動ける」自分に変わることにつながります。

「すごい行動力」になる脳の3法則

次の章からは、「すぐ動ける」人になるためのエクササイズを脳番地ごとに紹介していきますが、その前にカンタンに「すぐ動く」ために重要な3法則を紹介しておきましょう。

これらはいずれも、すべての脳番地に共通する脳の特性をふまえた効果的な方法です。

法則1 できることを見つけよう

すでに強調したように、「すぐ動く」には、何よりも「できる」ことに意識を向ける必要があります。

「できる」ことをもっともっと強くすれば、「すぐ動ける」ようになります。

したがって、**まずは得意な脳番地を積極的に使うようにしましょう。**

たとえば視覚系脳番地が強い人ならば、普段の生活の中で、目から情報をインプットする機会を増やすようにします。

それによって理解系脳番地や感情系脳番地、思考系脳番地も刺激され、「すぐ動ける」につながるのです。

反対に、自分にとって得意ではない脳番地を動かそうとしたらどうなるでしょうか。脳は敏感なので、自分が苦手なことをしようとすると、フリーズしてしまいます。

たとえば聴覚系脳番地が発達していない人は、耳から情報を取り込む能力が不足しているので、人の話を聞くことが苦手です。

話を聞いても理解したり覚えたりしづらいので、「よくわからない」「面白くない」といった負の感情が出てきてしまいます。

このような負の感情があると、脳はさらに動けなくなります。

その結果、「できない」「動けない」という状態になってしまいます。

だからまずは、自分の脳の中で特に発達している脳番地を意識し、それを優先的に使うことです。

座学が苦手だけれども、実験などカラダを動かすことが得意という人は、座学ではなく、実験を通して記憶や理解をしようとすればいいわけです。

そして、自分の脳が得意なことを知った上で、他の脳番地を使うエクササイズもすることで、いろいろな場面で「すぐ動ける」ようになります。

各脳番地を強化するためには、第2章で紹介するエクササイズを実践してください。

自分のやりたいこと、あるいはやるべきことなのに、「面倒くさい」「やる気が出ない」などといった気持ちがあるために、なかなかスイッチが入らないという経験は誰にでもあると思います。

この問題に対処する方法は、「面倒くさい」という気持ちがある段階では一切作業を進めないことです。

「面倒くさい」という思いを抱えたまま進めたのでは、その「負の感情」が脳のブレーキとなって、スムーズな行動につながらないからです。

そんな時はまず、自分の感情を冷静に見つめます。

そして、「自分は何をイヤがっているのだろうか」「やる気を邪魔しているものは何なのか」と問題を探っていきます。

すると、たとえば「腰が痛いから出かけるのが億劫《おっくう》になっている」「忙しすぎて終わっていないタスクがたくさんある」などの原因がわかってくるはずです。

「面倒くさい」と思っていた原因が自分で何とかできるものであれば、まずはその原因の排除に力を入れます。

たとえば、腰が痛いのが原因なら、湿布を貼る、マッサージを受ける、ストレッチをするなどの方法が考えられます。

忙しすぎるのが原因なら、そもそもスケジュールに無理があると考え、スケジュールを立て直す必要があるでしょう。面談相手に予定をずらしてもらったり、締め切りを延ばしてもらったりなどの対策が考えられます。

そうやって、脳のブレーキとなっている「負の感情」を取り除くことができれば、全力で目の前のやるべきタスクに向かうことができます。

クリアなアタマで作業を進められますから、いいアイデアが浮かぶし、短時間で終わらせることが可能になります。

法則2 できないことは、あえてゆっくりやる

そもそも、脳が知らないことは、誰にも実行できません。

たとえば、腕立て伏せをできない人がいたとします。

ではなぜ、腕立て伏せができないのか？

それは単に腕の筋力がないからとは限りません。筋骨隆々な人であっても、腕立て伏せができないということは起こりえます。

今まで腕立て伏せをしたことがないために、「腕立て伏せをする」という動きに対応した脳の回路（脳番地が連携したネットワーク）がそもそも存在してない場合です。

脳が腕立て伏せの動きを知っていれば、思い立ったらすぐに行動に移せます。

しかし、**いくら本人がやろうとしても、脳がその動きを知らないなら、脳の中はシー**

ンとしたままで、すぐ行動に移すことは難しいのです。

要するに、腕立て伏せをするための脳の回路が存在しないために、腕や腹筋、背筋をどのように動かせばいいのか、どこで力を入れ、どこで抜けばいいのか、脳がカラダにうまく指示を出せない。その結果、腕立て伏せができないということです。

このような「できない」ことに対処するには、できないことを無理やり実行しようとするのではなく、動きを分解して、カンタンに「できる」ことを探し、できることを少しずつ増やしていくことが重要です。

たとえば、腕立て伏せであれば、次のように分解し、実行していきます。

① 両手と両ひざを地面につけて、カラダを支える
② 両ひざを伸ばしていき、両手とつま先でカラダを支える姿勢に変える
③ ②の姿勢のまま、ゆっくり肘を曲げていく
④ 腕がつらい高さまで来たら、肘をまっすぐに戻す

これで、腕立て伏せが1回できたことになります。そして、この腕立て伏せを体験したことによって、あなたの脳の中には、これらの動きに対応した脳の回路ができあがります。

すでに腕立て伏せができる人が見たら、それは「腕立て伏せに似た動き」かもしれません。でも最初は、それでいいのです。

脳の回路が一度できあがってしまえば、その動きを繰り返すことが可能になり、繰り返すほどに、腕立て伏せができる回数が増え、動きのスピードも速くなっていきます。

脳がゼロから動きを覚えるには、最初はすでに知っている似た動きを手掛かりにして、ゆっくりとできることを増やしていくしかないのです。

そして、いずれは、俗に言う「カラダが覚えている」状態にまでなります。

ただし、ここで強調しておきたいのは、その動きを覚えているのは「カラダ」ではなく、「脳」だということです。

体感的には「カラダが動きを覚えた」と言いたくなるかもしれませんが、「脳が動きを覚えた（脳の回路ができた）から、意識しなくても動けるようになった」というのが、脳科学的な正しい理解になります。

法則3　速さを自覚できるまで、繰り返しやる

できないことを、あえてゆっくりやることで、できるようになったら、今度は同じことを10回くらい繰り返しやってみましょう。

そうすると、最初はゆっくりやっていたものが、次第に速くできるようになっていることに気づくはずです。

やればやるほど、脳の回路の結びつきが強化された状態（脳の準備がしっかりできた状態）になります。

しかし、1回できたからといって、そのまま放置すると、せっかくできた脳の回路が解消されてしまいます。

脳の回路ができるまでの様子は、赤ちゃんの脳のＭＲＩ画像を観察するとよくわか

ります。

生まれたばかりの赤ちゃんの脳は、どの脳番地もほとんど発達していません。

しかし、やがてハイハイして、さらによちよち歩きできるようになると、まず運動系脳番地が発達していきます。移動できるようになることで、ただ寝ていた時よりも、多くの情報を収集できるようになります。

目から新しい情報を得たり、耳から音を聞いたり、皮膚感覚からさまざまな刺激を受けるようになり、視覚系、聴覚系、感情系の脳番地が発達します。

新たな刺激を受けることで、赤ちゃんの脳の中では、さらに、思考系や理解系などの脳番地も徐々に発達していきます。

これが、運動系を中心に、脳のネットワークが太くなっていく脳の仕組みなのです。脳のネットワークは、同じ動作でも繰り返すことで、どんどん強化され物理的に太くなって、より準備が整った状態になります。そして、どんどん上手に速くできるようになります。

最初はできなかったことも、一つ一つゆっくりと、繰り返しやることでできるようになります。

一つでもできることが増えたら、それは準備が整った脳番地が増えて、より一層「すぐ動ける」脳になったということです。

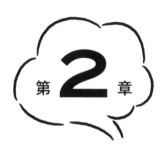

第2章

「すごい行動力」になる脳番地エクササイズ

「動き出すスイッチ」を入れる！

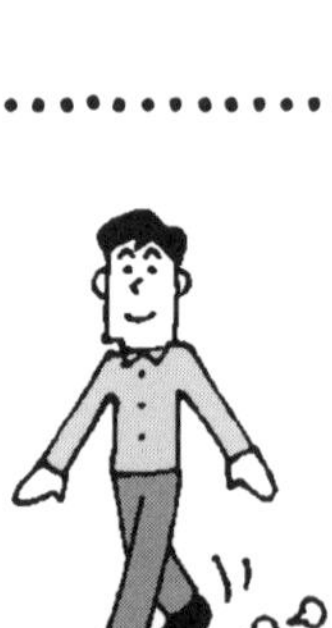

この章では、「すぐ動ける」脳になるためのエクササイズを、脳番地ごとに紹介していきます。

動きやすい脳番地をさらに動きやすくするために、あるいは、動きにくい脳番地が「すぐ動く」ようになるために、エクササイズを実践してみてください。

＊

まずは運動系脳番地を強化するエクササイズです。運動系脳番地は、8つある脳番地の中で最も、「すぐ動ける」かどうかに関係しています。

第1章でも紹介したように、赤ちゃんの脳もまず運動系脳番地から発達し、それに伴って他の脳番地も発達していきます。あらゆる脳番地と連携しているのが運動系脳番地なのです。

したがって、**さまざまな脳番地の観点から「すぐ動ける」脳になるためには、運動系脳番地をまず動かす必要があります。**そうすることで、脳番地が総合的に強化されます。

運動系脳番地を動かして「すぐ動ける」脳になるための鉄則は、大きく次の２つ。

①「動き出すスイッチ」を押す
②「シンプルな計画」をつくる

まずは①の「動き出すスイッチ」を押すこと。とにかく一歩動き出せば、物事は前に進みます。そして、動く時には、②の「シンプルな計画」をつくる。計画があれば安心して動けます。

逆に言えば、すぐ動けないのは、この２つができていないということです。これらの鉄則を身につけるための、**シンプルですが確実に効果のある具体的なエクササイズ**を次のページから紹介します。

運動系 1

とりあえず、その場で立ち上がる

「すぐ動く」ことができない原因の一つに、普段から動いていない、ということが挙げられます。

普段使っていない筋肉を動かすには、運動系脳番地が強く命令を発しなければなりません。また、思考系脳番地で生み出される「動かそう」という意思の力も重要になります。

まず、カラダを動かす時に、脳がたくさんのエネルギーを消費するため、たとえ動いたとしてもすごく疲れてしまいます。

普段動いていない人はエネルギーを奪われることが感覚的にわかっているので、動く前から「疲れそう」「面倒くさい」という気持ちが先に来てしまい、ますます動かなくなり、運動系脳番地が未発達になるという悪循環にはまります。

こうした悪循環を断ち切るには、どんなことでもいいので、とりあえずカラダを動

かすことです。

カラダを動かすことに意味を求めていると、いつまでたっても動き出せません。**やる気がしない時は、何も考えずに、まずはカラダを動かすことを実践しましょう。**

たとえば、座ったままでいないで立ち上がります。そして、立ったり座ったりを繰り返す。あるいは、座ったまま肩をぐるぐる回す、などなど。

みなさんも疲れた時などに何気なくやっていることかもしれませんが、こんなカンタンな動作でも、「動き出すスイッチ」を入れる立派なエクササイズになります。

立ち上がったら、室内を少し歩いて戻ってくるというのもオススメです。

その場をいったん離れて戻ってくるだけで、「動き出すスイッチ」が入りやすくなるのです。

ぜひ試してみてください。

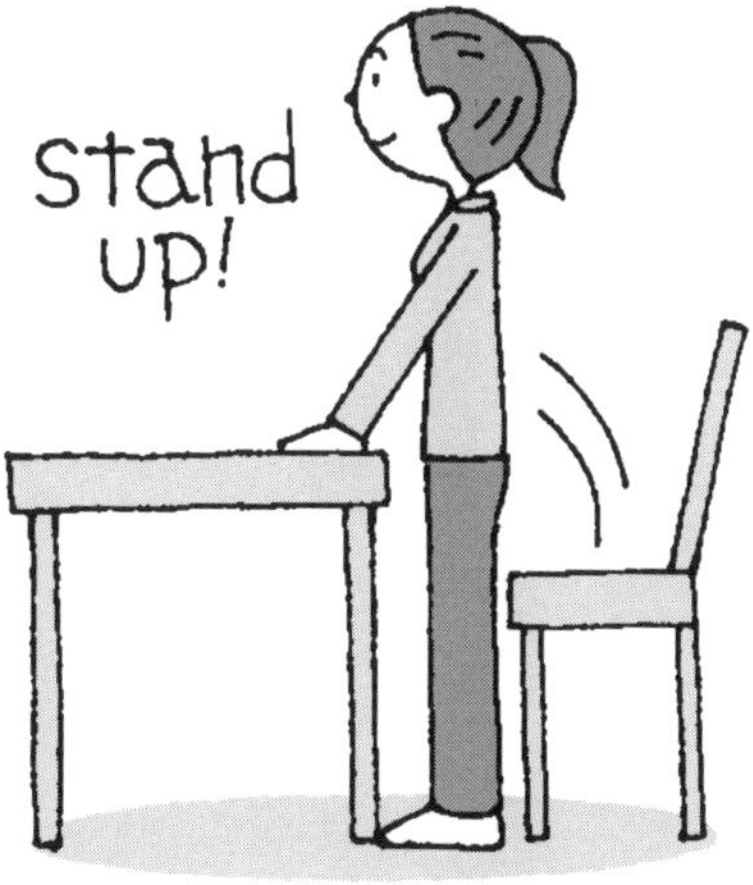

運動系

2

場所を移動する

カラダを動かしても「動き出すスイッチ」が入りにくい時は、場所を変えます。思い切って外に出てしまうといいでしょう。とりあえず、心地よく過ごせるカフェなどに行ってしまうのです。

私は、お気に入りのカフェをいくつか持っていて、よくお店を転々と移動しながら仕事をしています。

おいしいコーヒーが飲めて、完全禁煙で、あまり賑《にぎ》やかすぎず、仕事に適したイスやテーブルがあるカフェです。

お気に入りの場所なので、そこに行くことをいつも楽しみに思っています。

そして実際に行くと、気持ちが上がり、「この場所ですべきことをしよう」とスイッチが入り、集中して仕事ができます。

お気に入りの場所に行くということは、単に気分が変わる以上の効果があるのです。

昼休みなど時間がある時は、外に出て散歩をするのも効果的です。

外に出る回数が少ない人は、日に当たる時間が短く、血中のビタミンDが不足しがちになります。

ビタミンDの不足は筋力の低下を招くだけでなく、骨粗しょう症、うつ病のリスクを高めることが指摘されています。

ビタミンD不足を防ぐためのカンタンな方法は、外に出ること。皮膚に日光を当てると、体内でビタミンDの合成が行われるからです。

そして**ビタミンDが「幸せホルモン」と呼ばれるセロトニンの分泌量を増やしてくれます。**

外に出て少し歩くことは、脳を動かすスイッチが入りやすくなるだけでなく、いろいろないい効果があるということです。

運動系
3

見た文字をそのまま書き写す

パソコンやスマホの普及によって、文字を書く機会がめっきり減り、普段はほとんど紙とペンを使わないという人も多いでしょう。

ですが、鉛筆などを使って文字を書くことは、普段動かしていないカラダと脳を動かすいいエクササイズになります。

それも**自分で文章を考えるのではなく、本や新聞の文章、般若心経など、見本を見ながらそのままていねいに書き写す**だけでいいのです。

普段書かない漢字や覚えていない漢字を書く際には、見本を見ながら正確に書こうという配慮が働きます。また、ていねいに書こうとすると文字の大きさや並びにも気を遣うので、手の動きを微妙にコントロールする必要があります。

いろいろなことに配慮する必要があるため、運動系脳番地だけでなく、視覚系脳番地や理解系脳番地なども働くことになり、脳全体が少しずつ活性化されていくのです。

ここでも、**あれこれ考えずに手を動かせることをする、というのが「すぐ動く」を引き出すポイントになります。**

指先を動かすことに慣れてくれれば、動きにスピードが生まれます。カラダと脳はつながっていて、特に手指は「第二の脳」と言われるくらい密接につながっているので、手を動かせばやる気もそれなりに出てきます。

動きやすい手を持つことで、いざやるべきことが生じた時に、「動き出すスイッチ」を入れやすくなるわけです。

人の話をそのまま書き写すというのも、いいエクササイズになります。

この場合は、ていねいに書くのではなく、乱雑でもいいので一字一句漏らさずに書き取ることを目指します。

テレビのニュース番組でアナウンサーが読むくらいのスピードなら、何とか書き写すことができるはずです。

こちらは、運動系脳番地と聴覚系脳番地を一緒に動かす方法としてもってこいなので、ぜひやってみてください。

運動系
4

自分で締め切り日を決める

「動き出すスイッチ」を入れるために大切なことの一つが、スイッチをオフにするタイミングを決めることです。すなわち、自分が活動するための時間を区切るということです。

オンとオフをあいまいにしたままでいると、「やらなければいけないのに取りかかれない」「取りかかったとしても、今一つ気が乗らないためダラダラと動いてしまう」という効率の悪い状態になってしまいます。

しかし、やるべきことの期限を明確にして、「ここまでやったらオフにする」と決めておくと、思考をうまく切り替えることができ、「動き出すスイッチ」が入りやすくなります。

小学校の頃に、夏休みの宿題をやろうと思っているのに、なかなかやる気が出ずに先延ばしにしてしまい、手をつけないまま夏休みの終盤を迎えてしまった……そんな経験のある人は多いと思います。

ところが夏休みが残り数日となり、いよいよ後がなくなったら、不思議と集中力が高まって宿題が一気に片づいてしまった。そんなこともよくあります。

これは締め切りという期限が意識され、「動き出すスイッチ」が入ったからです。デッドラインを明確にすると、脳はそこに間に合わせるように働くものです。

そして、**実際にデッドラインを迎えたら、そこでスイッチが切れるので、心もカラダもリセットしやすくなります。**

締め切り日や締め切り時間を明確に決めることは、「今から締め切りの間まで活動しよう」と動くきっかけを自分に与えることになります。

したがって「動けない」と感じた時は、とりあえずデッドラインを設定してみてください。

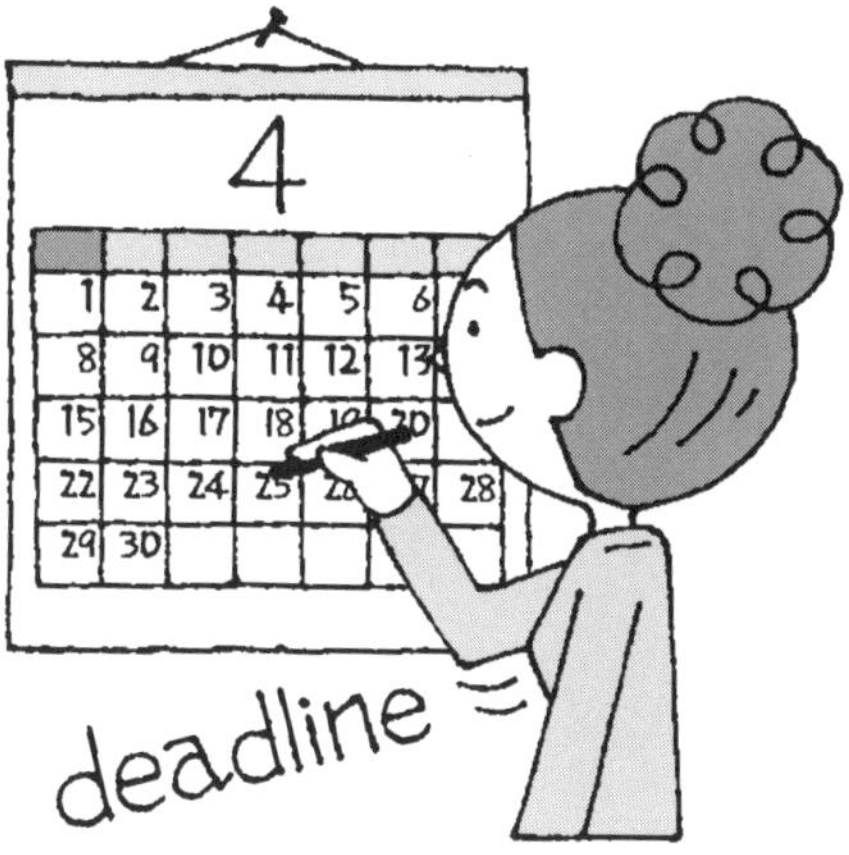

運動系
5

利き手と反対の手を動かす

普段あまり動かしていないカラダの部位を動かすことも、運動系脳番地が働きやすくするエクササイズになります。

「運動」というと、筋トレのように手や足などを大きく動かすことをイメージしてしまいますが、そうとは限りません。口や舌といった顔の部位を動かすことも運動です。

たとえば歯みがきも運動の一種であり、工夫すれば運動系脳番地を動かすエクササイズになります。

具体的には、**利き手とは反対の手で歯みがきをしてみる**のです。

私たちの調査では、右利きの人が左手で歯みがきをすることで、通常の1・6倍の脳のエネルギーを使うことが明らかになっています。

もちろん反対もしかりで、左利きの人が右手で歯みがきをすれば、同じように脳のエネルギーを使います。

利き手で磨く時は、いつもの動きを脳が覚えているので、違和感なく磨くことができます。これでは脳に刺激を与えることになりません。

一方、普段使い慣れていない非利き手を使った歯みがきは、当然ながらギクシャクとして違和感があります。

それでもていねいに磨くことを意識して必死で手と口・舌を動かすことが、左右の脳に新鮮な刺激を与えることになります。

歯みがきだけでなく、拭き掃除をする、リモコンを操作する、お玉で料理をよそう、ハンコを押す、ドアノブを回す、カラダを洗う、ガスの栓を回すなど、できるだけ非利き手を使うようにしましょう。

最終的には、「お箸で豆をつまんで移動させる」などの難しい動作を非利き手でできるようになるのが理想です。

運動系脳番地は他の脳番地とも密接に関係しています。

このエクササイズを続けることで、脳全体が活性化して、「すぐ動く」脳になります。

運動系

6

2つのことを同時にやる

人の話を聞きながらメモを取ることが苦手という人がいます。

たとえば授業や会議などで人の話を聞きながらメモを取る時には、「聞く」「内容を把握する」「メモを取る」「資料などを見る」といった複数の作業を同時進行で行う必要があります。

苦手な人はこれらをスムーズにできず、聞くか書くか、どれか一つの作業だけで手一杯になってしまいます。

このように**複数の作業を同時に行うことを「マルチタスク」といいますが、マルチタスクの作業ができない人の多くは、運動系脳番地が弱いタイプです。**

瞬発力が低いために、大切なことを聞いたり見たりしても、それを瞬時にメモするという対応に結びつけることができません。

しかし仕事でも勉強でも、成果を上げようとすれば、マルチタスクで物事を進めなければならない局面は多くあります。

普段の生活の中で、「ついで作業」「ながら作業」を多く取り入れることで、マルチタスクの力を向上させましょう。

- ●片足立ちをしながら読書する
- ●ラジオを聴きながら勉強する
- ●しりとりしながらウォーキングする
- ●テレビを見ながらスクワットする
- ●ラジオ体操をする（音楽を聴きながら体操する）
- ●オーディオブックを聴きながら掃除する
- ●歌いながら料理をつくる

など、いろいろなやり方があります。「ついで作業」「ながら作業」はお行儀が悪いという考えもあるかもしれませんが、運動系を中心にいろいろな脳番地を動かせるエクササイズですから、ある程度は許容することも大切です。ぜひ試してみてください。

運動系

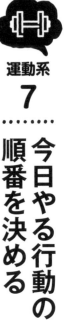

7

今日やる行動の順番を決める

1日の計画を立てることも「すぐ動ける」脳になるためには大切なポイントです。

「すぐ動ける」に最も強く関係している運動系脳番地は、プランニングをする際に活発に働く脳番地でもあります。

たとえば、手を開いてから「1つ、2つ……」と指を折って数えることは、運動系脳番地が働いて、指を動かすプランを組み立ててくれるからこそできる動作です。

もっと複雑な動きに関しても同じです。スポーツ選手は時に、初めて見た技を見様《みよう》見真似《みまね》で成功させたりしますが、あれは日頃からカラダを動かしていて、技の実行に関するプランを瞬時に組み立てられる脳になっているからこそ、できるわけです。

カラダを動かす習慣のない人では、同じような挑戦を試みても、カラダのどこの部位をどういう順序で動かせばいいのかプランが立てられず、まずうまくいきません。

つまり、プランを立てさえすればカラダは動きやすくなるし、反対にプランを立てられないとカラダは動かないということです。

だからこそ日々の生活でも、まずプランを立てることがカラダを動かしやすくすることにつながります。次のような手順で１日のプランを立てるといいでしょう。

① 朝、仕事や勉強に取りかかる前に、今日のタスク（やるべきこと）を書き出す

② 書き出したタスクに優先順位をつけて番号を振る

書き出すタスクは細かくするときりがないので、１日につき3～5個程度でいいでしょう。番号を振るのは、やるべきことを数値でとらえ、より「見える化」するため。

このようにして今日やるべきことが明確になると、運動系脳番地が働きやすくなり、「すぐ動ける」ようになります。

後は一つ一つタスクをこなしていくだけ。**タスクが終わったら横線を引いて消して達成感を味わうのも効果的です。**

なお、計画を立てる時間帯は朝をおすすめします。夜は１日の仕事を終えた後で疲れているため、前向きな気持ちになれないからです。

運動系 8

通勤中に10人を追い越して歩く

普段あまり運動をしない人が、日常生活の中に運動を取り入れて「すぐ動ける」ようになるために、最も手っ取り早い方法が歩くことです。

リモートワークの普及により、歩かなくなっている人も増えているかもしれませんが、それでも多くの人は通勤・通学である程度歩く時間があるのではないでしょうか。

その貴重な通勤・通学時間を有効に使いましょう。

たとえば、ただ歩くだけでなく、早歩きをしてみましょう。

目標としては、前を歩いている人を次々と追い越すくらいのスピードです。

歩く距離にもよりますが、毎朝の通勤途中で最低10人を追い越すことを目安に早歩きを心がけてみてください。

私たちは歩く時に、転倒しないようにバランスを取りながら歩く必要があるので、カラダのいろいろな部位を自然と動かしています。

早歩きするとなれば、バランスを取ったり人をよけたりするのもさらに難しくなり、動かし方もより複雑になります。

早歩きするというのは意外に難しい運動であり、実施することで、運動指令を出す役割を持つ大脳基底核《きていかく》という脳の深部を使うことになります。

大脳基底核を刺激すると、ドーパミンが分泌されることになり、自然とやる気が出てきます。

早歩きを続けることで、行動スピードが速くなり、やる気が出るようになります。

また、記憶系脳番地の「海馬《かいば》」が働きやすくなり、記憶力が高まってアタマのキレもよくなってきます。

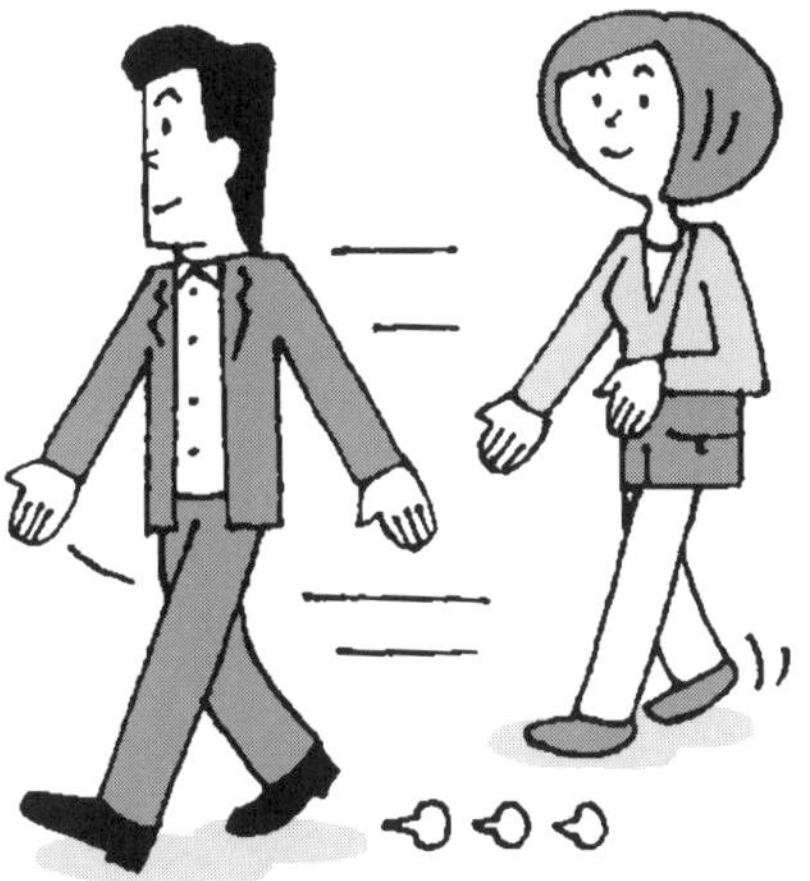

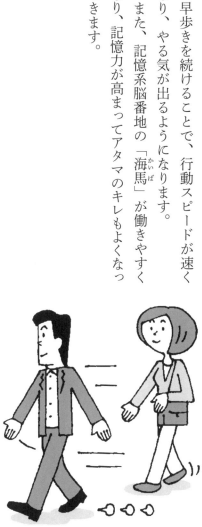

運動系
9

週1回、10キロ歩く

運動不足に陥ると運動系脳番地はもちろん、運動系脳番地からつながる他の脳番地の動きが鈍くなります。**運動不足が蓄積することを私は「運動負債」と呼んでいます**が、運動負債は健康面の不調だけでなく、精神的な不調も招きます。

たとえば記憶力の低下、やる気が出ない、イライラする、疲れが取れないなどです。ひどい場合は心の病を抱えることにもつながります。コロナ禍の行動自粛で「コロナうつ」になる人が増えたのも、運動負債の蓄積が大きな原因だと考えています。

そんな運動負債を解消するために、一番カンタンな方法はウォーキングです。

普段、ほとんど運動をしていないし家から出ない生活が続いているという人は、週に1回、10キロメートルを歩くことを目標にしてください。

10キロのウォーキングにかかる時間はだいたい2時間です。

週に1回10キロだけでも、全く歩かないよりは効果があります。ウォーキングをすることで脳にスイッチが入ることを実感できるはずです。

歩く時は無理のないペースで、休み休みで構いません。もう少し余裕のある人は週に10キロといわず、１日３キロから５キロくらい歩くようにするといいでしょう。

ちなみに、私は５キロ前後のウォーキングをすることを日課としています。時には７キロくらい歩くこともあります。

週末には、大学生の息子を誘って一緒に、周囲に目を向けて会話をしながらウォーキングをすることで、伝達、視覚、聴覚、理解などいろいろな脳番地が強化されます。日中の運動でカラダがほどよく疲労し、質の良い睡眠が得られるようにもなります。

ウォーキングの大きな効果を実感した出来事があります。

私のクリニックに通っていた10代の患者さんは、学校での友人関係に悩み、不登校になっていました。このままでは退学もやむを得ないという状況の彼女に、私は毎日ウォーキングすることをすすめました。

すると驚くことに、２週間ほどで見違えるように元気になり、１カ月後くらいから学校に行き始めたのです。精神的な不調の多くは運動不足から来るもので、その解消にはウォーキングが非常に有効なのです。

「優柔不断」がなくなる！

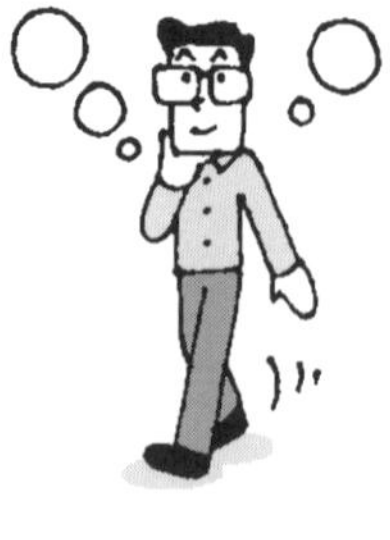

前頭葉《ぜんとうよう》にある思考系脳番地は「考える」こと、つまり想像する、比較する、情報を選択する、決断を下す、挑戦する意欲を高める、といった時に働く脳番地です。
8つある脳番地の中では、運動系に次いで「すぐ動ける」かどうかに関係していきます。カラダを動かす際には、どう動かすか、どっちに進むかといったことをアタマの中でまず選択しなければなりません。
そのうえで「よし、動こう」と決断して、初めてカラダが動くことになります。
つまり、実際に動くまでには

● 選択・意思決定する

●やる気を出す

といったプロセスがあり、このプロセスに思考系脳番地が関与しているわけです。

また、一度始めたチャレンジに対して、あきらめずに最後まで続けるという持続力を持たせるのも思考系脳番地です。

この**思考系脳番地の働きが弱いと、グズグズと優柔不断で決断できない、モチベーションが高まらない……結果としてアタマが真っ白になって思考停止し、動けなくなるし、動き出しても止まってしまう**のです。

思考系脳番地の働きをよくするために効果的なエクササイズは、日常のさまざまな場面で、比較や選択、決断をする機会を増やすことです。

また、思考系脳番地がスムーズに動けるように、思考を邪魔するものを排除するといった工夫も有効です。

やるべきことをやった時に、自分に対してご褒美をあげるというのも、モチベーションを持続させる方法です。

では次のページから、具体的なエクササイズを説明していきましょう。

思考系 10

着なくなった服を捨てる

思考系脳番地が強く、「すぐ動く」ができる人は、判断力や決断力があり、それが実行力につながっています。

そのため、普段の生活の中でも決断が得意です。

たとえば、「いるもの」「いらないもの」に分けるという判断を常に行っているため、モノを片づけたり捨てたりするのが上手で、家の中が整理整頓されています。

反対に、思考系脳番地が弱い人は決断ができずに、モノがどんどん増えていってしまいます。

そこで**判断力や決断力を高めるために、判断・決断する機会をあえてつくってみましょう。**

それが「着なくなった服を一つだけ捨てる」というエクササイズです。

クローゼットにはたいてい、いらない服やもう着なくなった服がいくつか入っているはずです。

優柔不断な人が、そんなクローゼットの中から捨てるものを全部選び出して、完璧に整理整頓するのはハードルが高いかもしれません。

しかし、捨てる服を一つだけ決めるのであれば、それほど難しくないですよね。

「このシャツはボロボロだけどパジャマ代わりになる」「このスカートはもう少し痩せたらはける」などとためらってしまうかもしれませんが、そんな迷いを振り切って、決断するのがこのエクササイズの目的です。

「一番古い服」「1年以上着ていない服」など基準をつくると選びやすくなります。とにかく一つ選んで捨てることを実行してください。

迷いつつも捨てることで、何となく、スッキリした気持ちになるのではないでしょうか。

一つ捨てるだけでも、判断力や決断力のエクササイズになるのです。

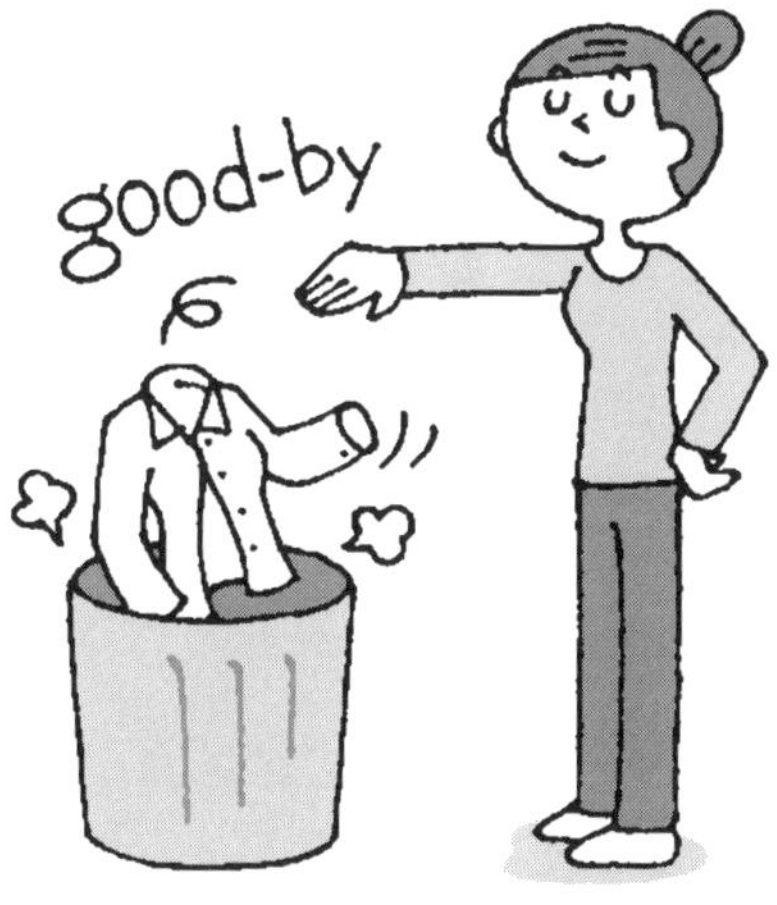

思考系

11

10秒以内に読みたいところを決める

優柔不断でなかなか決められない人が判断力を身につけるには、幅広い選択肢の中から一つのことを決める機会をたくさんつくるという訓練が有効です。

たとえば、ビジネス書や実用書、マニュアル本など、通読せずともどこから読んでも構わないタイプの本を手に取ってください。

そして目次のページを眺めて、今から読む場所を10秒以内に決めて、実際に数ページ読んでみましょう。

適当にパラパラとめくって開いたところを読むのではなく、ちゃんと目次を見て、読みたいところを自分で決めることが大切です。

どこを読んでも構わないのですから、すぐに決められそうなものですが、優柔不断な人はこれがなかなかできません。

そこは訓練と思って、がんばって10秒以内に読みたいページを決めましょう。

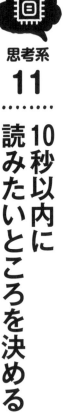

自分にとって興味のある項目はどこか、役に立ちそうな内容はどこに書かれているのかなど、短時間で必死に思いを巡らせることになり、それが思考系脳番地を働かせることになります。

読書以外にも、判断力を高める機会はいろいろありますね。

たとえば外食に行った時は、メニューを端から端まで見てじっくりと検討してから注文するのではなく、パッと見て瞬時に決めるというのはどうでしょうか。
また、インターネットで買い物する時も、何十分もかけていろいろなサイトの複数商品を比較検討するのではなく、５分以内に決定する。
そんなふうに制限時間を設けて決断する経験を積むことで、ダラダラと決められない時間を強制的に終わらせる力が養われます。

思考系

12

1週間、毎日することを決める

思考系脳番地が強い人は目標をきちんと設定し、その目標に向かって強い意志を持って行動するのが得意です。

トップアスリートの脳は、パフォーマンスの発揮に必要な運動系脳番地や視覚系脳番地と同時に、思考系脳番地が発達している傾向にあります。努力できる脳を持っているから、成功できるということです。

反対に思考系脳番地の弱い人は、目標設定がそもそもあいまいになりがちで、強い意志をもって自分を良い方向へと導いていくことができません。

そういう人に効果的なのが、**目標設定の能力を高めるためのエクササイズ**で、**「1週間、毎日することを決める」というもの**です。

たとえば、

- ●毎日5キロメートル歩く
- ●毎日違うお店にランチに行く
- ●通勤時に毎日本を読む
- ●毎日1回、SNSに写真を投稿する
- ●ベッドでスマホを見ない
- ●毎晩10時に寝る

などなど、無理なく毎日続けられて達成しやすいカンタンな目標で構いません。自分で目標を決めて、それを達成することで、達成感を味わうことができ、自信につながります。

「毎晩10時に寝たら疲れが取れてアタマがスッキリした」などの効果も得られるかもしれません。

少しずつ目標を高くしていけば、意志の力や目標達成力がどんどん高まっていくはずです。

思考系

13

毎朝10分、早く家を出る

最近は在宅ワークの人も多いですが、通勤している人は、だいたい毎朝決まった時間に家を出ていますよね。

その時間を、10分だけ早くしてみるのはどうでしょうか。

朝はギリギリまで寝ていたいものですし、準備が慌ただしくなりがちですから、10分早く出るのもなかなか骨が折れます。

10分早く出ようと思ったら、就寝時間を早くする、次の日に着る服を前の日に用意しておく、朝食に何を食べるか決めておくなど、**いろいろな決断や判断が必要になり、そういったことが思考系脳番地を使うエクササイズになります。**

また、実際に10分早く家を出られたら、通勤途中やオフィスに到着してから余裕が生まれます。

その余裕を活用して、会社までの道のりをちょっと遠回りしてみれば、新たな発見に出会えるかもしれません。

いつもと違った景色を見れば、視覚系脳番地が刺激されます。

また、会社に10分早く着くことで、今日の予定をきちんと立ててから仕事に取り組むことができたり、日課のメールチェックを早めに済ませたりできるので、その分、余裕が生まれ、思考系脳番地の回転をスムーズにすることになります。

ひいてはそれが「すぐ動ける」ことにつながるわけです。

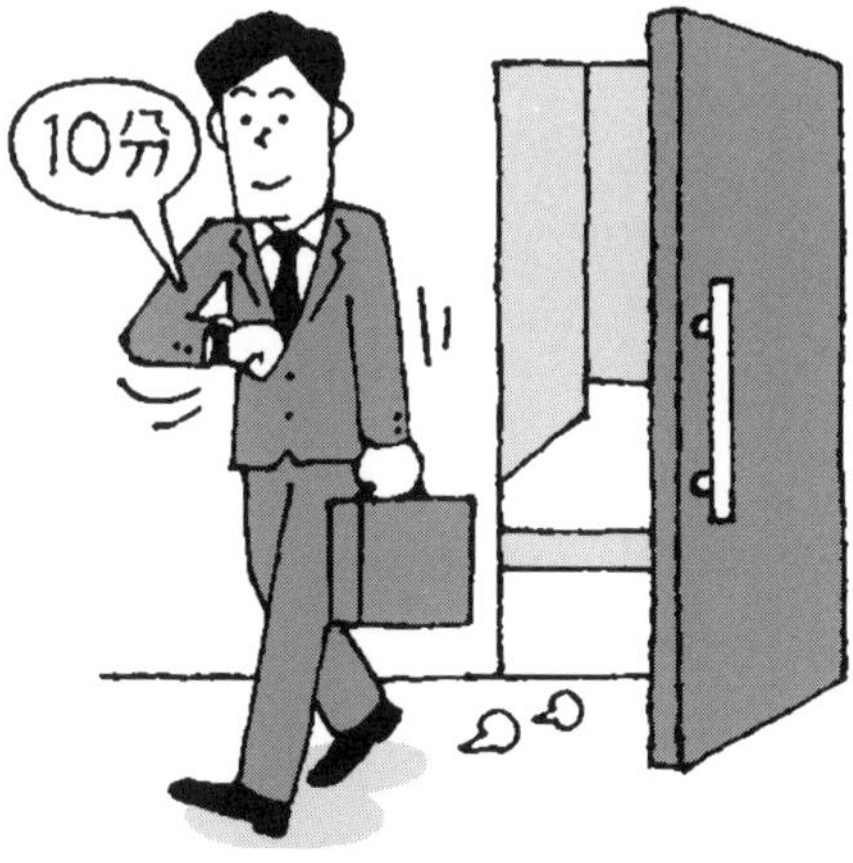

思考系
14
定番になっていることを変える

大人になると、毎日・毎週・毎月、同じことを繰り返すことが多くなります。それまで身についた経験だけで楽に対応でき、パターン化した生活でも問題なく過ごせるからです。

しかし、そんな**パターン化した生活を続けていると脳が刺激を受ける機会が少なくなり、思考系脳番地に限らずいろいろな脳番地の動きが弱くなってしまいます。**新しい経験へのモチベーションも生まれにくくなり、行動しない脳になってしまいます。

そこで、脳に新鮮な刺激を与えるため、「定番になっていることを変える」に取り組んでみましょう。

● いつもの髪型や髪の色を変える

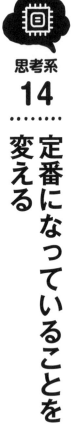

- 通勤ルートを変える
- 行ったことのない店でランチをする
- 一緒に飲みに行ったことのない人を飲みに誘う
- いつも聴く音楽のジャンルを変える
- 買ったことのない雑誌を買ってみる

などです。習慣を変えることには、ちょっとした不安を感じるかもしれませんが、それくらい負荷を与えた方が脳のエクササイズになります。

初めての経験は、脳の中でパターン化されていないので、処理にたくさんのエネルギーを使うからです。

また、「この道にはこんな店があったんだ」「聴いてみるとジャズもいいな」などと、新たな気づきを得ることができ、興味・関心が広がる効果も期待できます。

興味を持つ対象が広がるということは、「やる気が出る＝動きやすくなる」ということです。生活がルーチン化していると感じたら、定番化された行動に少しでも変化を加えてみてください。

思考系

15

今日1日の自分をほめてあげる

あなたは、朝起きてから、すぐに行動できるタイプでしょうか。

それとも、ボーッとしてカラダが動かず、しばらくダラダラと過ごしてしまうタイプでしょうか。

前者の脳は、朝からアタマがクリアな「覚醒脳」の状態です。

後者の脳は、覚醒が低くボーッとしている「未覚醒脳」の状態です。

未覚醒の時は思考系脳番地の働きが落ちるため、「すぐ動ける」状態にするには脳の覚醒度を上げる必要があります。

覚醒度を上げる手っ取り早い方法の一つに、コーヒーなどのカフェインを取ることが挙げられますが、カフェインは依存性があり摂取しすぎは健康によくないため、ほどほどにしないといけません。

健康によく、覚醒度を上げる効果のある方法は、質の高い睡眠を取ることです。

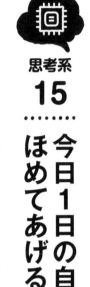

日中、十分にカラダを動かして肉体を疲労させておく、お風呂にゆっくり入ってリラックスするなどして、質の良い睡眠を得るよう心がけましょう。

それ以外に覚醒度を上げる方法として、「自分をほめる」があります。**人はほめられるとウキウキした気持ちになり、感情系脳番地や思考系脳番地が活性化する**のです。

ただ、子どもならまだしも、大人になると他人からほめられる機会は少なくなってしまいます。そこで、自分で自分をほめる機会をあえてつくるのです。

たとえば夜寝る前に、今日１日の自分を振り返ってほめてあげましょう。

「ケーキ屋さんの前を通りかかったけれど、ケーキを買うのを我慢できた」「会社の後輩に腹が立ったけれど、怒りを表さず冷静に指導できた」など、ちょっとしたことでもいいので自由にほめてあげてください。ほめたことをノートに書き留めておくのもいいですね。

自分で自分をほめることで脳の覚醒度が上がり、モチベーションが高まって、思考力や理解力がアップします。

思考系 16

1から10まで数えながら深呼吸する

疲れた脳を休息させ、シャキッと目覚めさせるために、カンタンにできる方法が「深呼吸」です。

カラダと同じように脳も多くの酸素を使いながら活動を続けています。

不安な時や緊張している時、怒っている時などには、呼吸が浅く速くなり、回数が増え、脳に十分な酸素が行き届かなくなります。すると脳の働きは低下して、ぼんやりしたアタマになってしまいます。

呼吸の変化が脳に影響を及ぼしているわけです。これは裏を返せば、呼吸を整えれば脳の働きを変えられるということです。

そこで、深くゆっくり、少ない回数で呼吸する、つまり「深呼吸」を行いましょう。

思いついた時にいつでもいいので、10秒かけて（1から10まで数えながら）ゆっくりと深呼吸してください。ステップを詳しく書くと次のようになります。

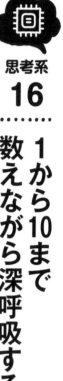

- ステップ1：体の力を抜き、目をつぶる
- ステップ2：鼻から息を吸いながら、アタマの中で5秒数える
- ステップ3：口から息を吐きながら、アタマの中で5秒数える

ポイントは息をしっかりと吐くこと。肺の中の息を出し切れば、自動的に深く吸うことができます。

これを数回繰り返せば、アタマのボーッとした感じが取れて少しスッキリします。

できれば深呼吸を1日3回ほど行いましょう。

思考系脳番地はもちろん他の脳番地も動き出し、脳のコンディションが整って、「すぐ動ける」脳に近づけます。

「状況判断」がうまくなる！

第1章でも説明しましたが、赤ちゃんの脳はまず運動系脳番地から発達します。

そして、カラダを動かして移動できるようになることで、さまざまなものが視界に入ったり、いろいろな音を聞けたりするようになります。

その結果、視覚系脳番地や聴覚系脳番地が発達します。

つまり、**視覚系脳番地もカラダを動かすことに大きく関係している**ということです。

スポーツでも視覚は重要です。

同じ状況を見ていち早く判断できる人と、一瞬判断が遅れる人では、いち早く判断できる人の方がいいポジションを取ることができ、相手より有利なプレーができます。

反対に言えば「すぐ動く」ができない人の多くは、ものをしっかりと見ていないこ

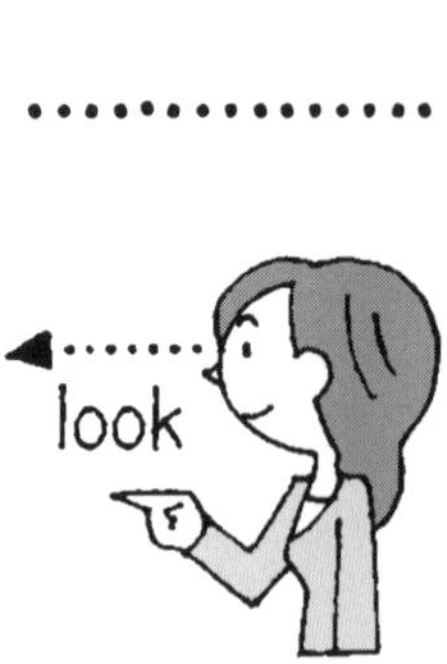

とが多いのです。

私たちが「見る」という時、その要素は次の３つに分かれます。

① 何かを見る
② 動きをとらえる
③ 違いを見分ける

「見る」ことがうまくできない人は、見えているようで見えていないし、動きをとらえていないし、違いを見分けられていないということです。

これらの要素を向上させるエクササイズをすることで、視覚系脳番地が強くなっていきます。

近年はスマホの使いすぎで普段から眼球を動かしていないため、視覚系脳番地が衰えてしまっている人が多いのです。

次のページから紹介するエクササイズをして、近くばかりでなくいろいろな場所を見る力を高めるようにしましょう。それが「すぐ動ける」につながるのです。

視覚系
17

毎日同じ窓から空を見る

見るという行動には、①何かを見る、②動きをとらえる、③違いを見分ける、この3つの要素が含まれているわけですから、これらを同時に行うことで視覚系脳番地を刺激することができます。

その方法として最適なのは、空を見ることです。

毎日数分でもいいので自宅の窓から空を見上げて、雲の様子、風向きなどを観察してみてください。

空は毎日違った景色を見せてくれます。雲一つない青い空の時もあれば、いろいろな形の雲が見られる時もあるし、空全体に膜を張ったような薄曇りの時もある。

最初のうちは細かい違いがわからなかったとしても、徐々に特徴的な雲の形に気づくようになったり、空の様子から季節が感じられるようになったりします。

空と合わせて天気図を見ることもおすすめします。

慣れないうちは天気図と実際の天気の関係を結びつけるのが難しいものですが、毎日見ていれば、「天気図がこの形の時にはこんな天気・風向きになる」という法則がだんだんわかってきます。

次第に天気予報を見なくても、天気図と空を見るだけで、天気を予測できるようになるかもしれません。

星がよく見える地域の人でしたら、毎日星空を見つめる、海の近くに住んでいる人でしたら、同じ場所から海の様子を毎日見続けるといったことでもいいでしょう。

定点観測を続けることは、注意深くものを見て変化をとらえることですから、視覚系脳番地を動かすエクササイズになります。

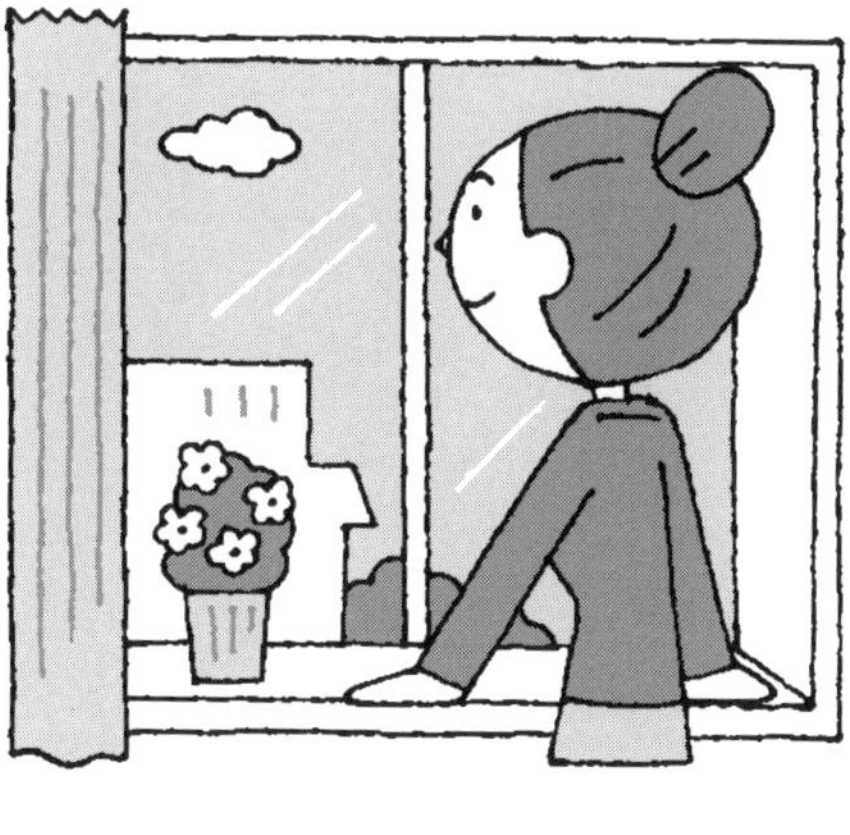

視覚系 18

赤い看板を数えながら歩く

片づけられない人に多い特徴として、「どこから手をつけていいかわからない」というものがあります。

これは言い換えれば、「どこを見ていいのかわからない」、つまり目移りして迷ってしまっている状況です。

でも、**「この棚のこの一角だけ片づけよう」と場所を限定すると、うまく片づけが進むようになります。**

見るべき範囲を限定したことで、目移りせずに集中して片づける場所を見られるようになるからです。

これと同じように、**意図的に見る範囲を限定することで、「見ているようでよく見ていない」「ぼんやりとしか見ていない」状況から脱却するエクササイズが行えます。**

たとえば、毎朝自宅から駅まで歩く間に、あるいは通勤電車の車窓で、「赤い看板を数える」などとテーマを決めます。

見るべきものの対象を「赤い看板」に限定することで、目の前を流れる景色をぼんやりと見ながら歩くのではなく、情報を積極的に探しながら歩く脳に切り替わります。

これにより視覚系脳番地を刺激することはもちろん、理解系脳番地や思考系脳番地とのネットワークも使うようになり、視野が広がります。

赤い看板だけでなく、「歯医者の看板」「数字の3」でも何でも構いません。

景色の中から何かを見つけ出すことは、「どこに何があるか」を理解することになるため、視覚系脳番地の中でも空間を把握する番地が刺激されます。

また、電車の車窓を眺めて目的のモノを探す行為は動体視力を養うことにもつながります。

視覚系
19

2倍速で動画を見る

映画などを倍速で視聴するのも視覚系脳番地のいいエクササイズになります。

インターネットの動画配信サービスでは1・2〜2倍といった範囲で再生速度を変更できるので、映画・ドラマも倍速で視聴する人が増えていると聞きます。

倍速視聴する動画では言葉が速く流れるので、その分、より注意深く見たり聞いたりしようという意識が働きます。

そのため**倍速視聴することで、視覚系、聴覚系、理解系の脳番地が活性化します。**

ただ、映画やドキュメンタリーなどの、細かい描写までしっかりと見て世界観や感動を味わうといったタイプの映像を見る際には、倍速視聴は向いていません。

オンライン授業の録画など、集中して見たい動画を見る時や、長い映像の中から必要な箇所を探し出す時、ドラマ・映画のあらすじをざっくりと理解したい時には倍速視聴が適しています。

視覚系
20

撮った写真を整理する

撮った写真をプリントしたものの、アルバムに整理することなくそのままになっているという人は、その整理に取り組んでみましょう。

視覚系脳番地を活性化させるいいきっかけになります。

たくさんの写真をパッパッと見ていき、その中から写りの良いものだけをチョイスしてアルバムに貼っていきます。**いろいろな場所に目を動かし、比較して選んでいくプロセスで、視覚系脳番地を働かせることになります。**

プリントせずにデータで保存したままになっている人も多いと思います。

その場合も、膨大なデータの中から、これはと思う写真を選んでいき、プリントして自分なりの写真集をつくってみましょう。

写真を撮った当時の思い出を振り返ることになり、視覚系脳番地だけでなく記憶系脳番地、感情系脳番地を刺激することになります。

視覚系

21

図形を覚えて、3分後に見ずに描く

絵本のページをめくる時、脳は、直前のページの映像をアタマに残すという作業を行いながらストーリーを追っています。

この働きを「視空間スケッチパッド」といいます。目の前にある状況を写真に撮るようにとらえる能力です。

視空間スケッチパッドを働かせながら読むことで、記憶力と想像力を働かせながら、前後のストーリーをきちんと結びつけて理解できます。

反対に、この視空間スケッチパッド機能がうまく働かない人は、目で見てストーリーを追っているようで、実はぼんやりとしか状況を見ておらず、その推移や内容をよくわかっていないということになります。

パッと見たものを短期間でも記憶するということは、瞬時に判断したり動いたりするために重要な脳のワーキングメモリー能力の一つです。

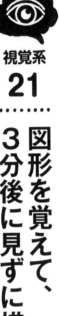

この力を高めるためにやりたいエクササイズが、「図形や絵を覚えて、３分後に見ずに描く」というものです。

本や新聞、雑誌などをペラペラとめくって、図形を探します。見つからなかったら、複雑ではない写真でも構いません。

ちょうどいい図形があったら、それを少しの間見つめて覚えます。

その後ページを閉じて３分待ち、先ほどの図を他の紙に描いて再現してみるのです。

最初のうちはあまりうまく再現できず、自分がいかにきちんと図を見ていないか思い知らされるかもしれません。

しかし何回も繰り返すうちに、次第に正確に再現できるようになります。

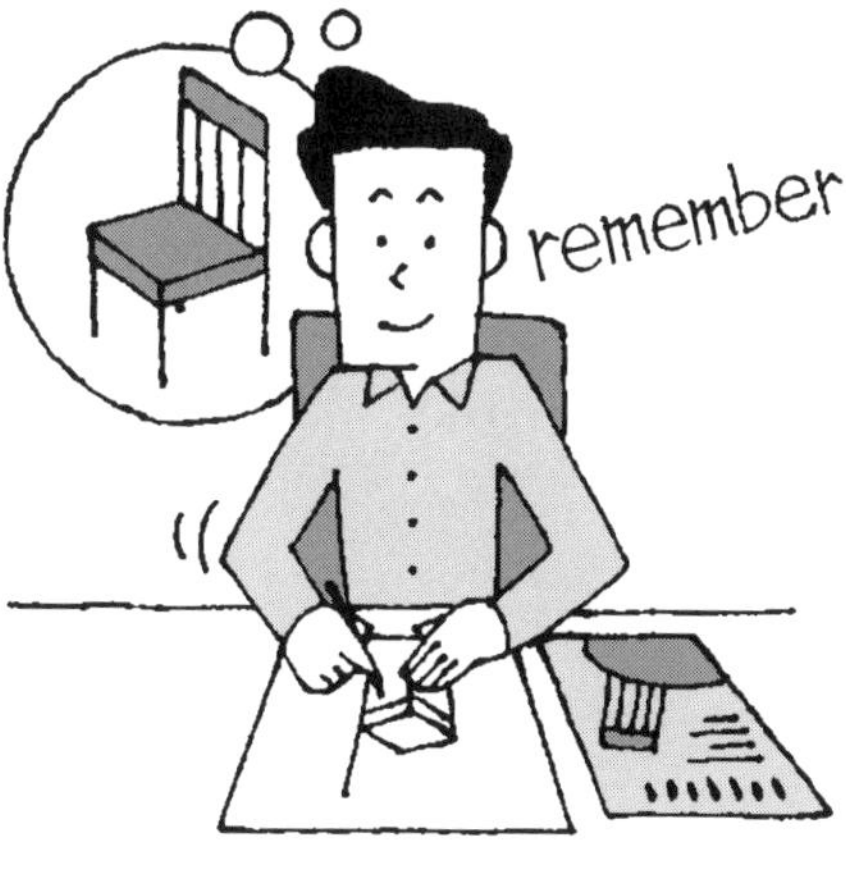

視覚系 22 丸めたティッシュペーパーを投げてつかむ

「すぐ動ける」人の多くは、予想的な行動ができる人です。

予想的な行動をスムーズにできるようにすれば、「すぐ動ける」人になれるということです。

そこで有効なのが、丸めたティッシュペーパーを投げて、自分でキャッチするというエクササイズです。

動いているものをキャッチするには、目で対象物を追視する動体視力に加え、その対象物がこの先どう移動するかという視覚的な推測が必要になります。

「こう動いているから、この後はこう動く」と予想して、先回りして行動しなければキャッチできないのです。

「ティッシュなんて軽いモノを投げても、動きがふわっとゆっくりだからカンタンにキャッチできるはず」と思うかもしれませんが、普段から予想的な行動をあまり取っていない人は、このティッシュキャッチでさえうまくできません。

自分では「カンタンにできる」と思っていても、実際にやってみると、意外と失敗してしまうかもしれません。

少し自信がある人はティッシュではなく、重みのある新聞紙やチラシを丸めたボールでもいいでしょう。ボールのスピードが上がり、キャッチするのが少し難しくなります。

ボールは上空に投げて落ちてきたところをキャッチするのでもいいですし、右手で投げて左手でキャッチする、でも構いません。

あるいは相手がいる人は、キャッチボールをしてみるのもいいでしょう。

その際、キャッチする手を限定することが重要です。右手なら右手、左手なら左手でキャッチします。

このような**投げてキャッチする動作を繰り返すだけでも、視覚系脳番地や運動系脳番地、理解系脳番地をフルに活用するので、それぞれを活性化させられます。**

視覚系

23

5分以内で拭き掃除をする

場所を決めて、5分以内で拭き掃除をしてみましょう。

5分以内でできるところですから、トイレやお風呂、玄関などの狭いスペースがちょうどいいですね。

時間がたっぷりある時にゆっくりと掃除をしても、集中力が上がりにくく、「見るともなく見る」状態で掃除することになります。

しかし、5分という短い時間に終わらせなければならないと決めることで、急いでいろいろなところに目を向けて汚れを見つけようという意識が働きます。

そうすると、**視覚的な集中力が高まり、物事を見たり判断したりするスピードを上げるエクササイズになるのです。**

5分というとかなり短いですから、目だけでなく手も急いで動かさなければならないため、軽い運動にもなります。

視覚系
24

ガンコな汚れ落としをする

同じ家事で言えば、**時間をかけて徹底的に、ガンコな汚れを落とすというのも視覚系脳番地を動かすエクササイズになります。**

ガンコな汚れというと、浴槽の水垢《みずあか》、換気扇の油汚れ、コップに付着した茶渋などが挙げられます。

これらの汚れをスポンジやブラシなどで、ゴシゴシとこすって落とす作業をします。こすればこするほど汚れは落ちていきますが、隅々まできれいにするとなると、相当時間と根気が必要です。

と同時に、どこに汚れがあるのか、汚れが落ちた状態とついた状態ではどう違うのか、その差異をよく観察しながらの作業になります。

こうした一連の作業が物事をよく見て注意力を養う訓練になるのです。

視覚系
25

コンビニに行って新商品を探す

視覚系脳番地が弱いと、目から入力された情報を正確に認識できません。

モノがたくさんあっても、一つ一つを視覚情報としてインプットできず、ただ漫然と、ボーッと見るだけになってしまいます。

見たものから意味のある情報をつかむことができませんから、「すぐ動ける」状態にもならないわけです。

そこで大切なのは、意味のある情報を自分から積極的に取りに行くことです。

たとえばコンビニに行き、目に入ってくるたくさんの商品の中から、特定の商品を探すというエクササイズをします。

といっても、ただ商品を探すだけではカンタンに見つかってしまいます。

そこで「新商品」にテーマを絞って探すようにします。

「新商品」とパッケージに記載があるものもあれば、そうでないものもあります。そうでないものは、コンビニに定期的に通い、毎回「新商品探し」をすることで初めて発見できます。

このように積極的に情報を取るために目とカラダを使い、過去の棚と比べようとすることで、視覚系脳番地と記憶系脳番地の働きを同時に高めることができます。

「積極的に見る」という行為は、コンビニでの買い物に限らずいろいろなところで取り入れられます。

私は旅行先で市場に行くのが好きです。初めての場所で市場に行くと、キョロキョロとあたりを見回してしまいますが、これが視覚系脳番地を刺激します。

インターネットの世界では、ＡＩが勝手に選んだ情報が私たちの前に提示されるようになっています。

そのため、自分の意志で情報を取りに行く機会が少なくなっています。

せめて現実世界では、自分の意志で新しい情報がある場所に行き、面白いものがないか探すようにしましょう。

視覚系 26

テキパキ動ける人の動きを真似る

私のような医師の世界でも、あるいは職人の世界でも同じですが、若い人が技術を学ぶ時に必要なことは、先輩の技術をよく見ることです。

マニュアルや教科書には書いていない、段取り、手順、患者とのやりとり、スタッフとの連携などは、先輩医師の動きを目で見て、アタマの中で反すうして、そして自分でやってみることの繰り返しでなければ覚えることはできません。

洗練された人の動きや一流と呼ばれる人の動きをよく見て、真似することは、視覚系脳番地や運動系脳番地のよいエクササイズになります。

洗練された人の動きは素早いですから、よく観察しなければ真似することはできません。

そして、繰り返し練習しなければ再現できません。

つまりよく見て真似をするだけで、視覚系、運動系の脳番地を動かすエクササイズになるのです。

そもそも脳には、相手の動作を見た時に、脳の中で相手の動作を自発的に真似る「ミラー・ニューロン」という神経細胞があります。

相手の行動を鏡に映したかのような反応をする、「ミラー」のような細胞ということです。

このミラー・ニューロンは「共感性」の生成過程ともつながっていると考えられています。

相手の表情から感情を読み取り、自分も同じような感情になるという性質です。

つまり、相手の動きや表情をよく見ることは、視覚系や理解系、感情系の脳番地が刺激され、見るセンスだけでなく感性も豊かになることにつながっているのです。

「マルチタスク」が得意になる!

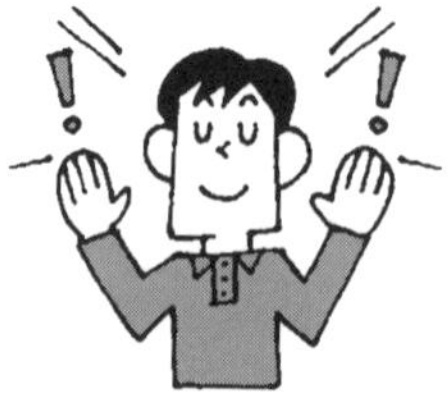

聴覚系脳番地の強い人は「聞く力」に優れています。

耳から入ってきた情報を脳で素早く処理し、正確に覚えたりメモを取ったりできるので、それが「すぐ動ける」につながります。

勉強においても仕事においても、聴覚系は非常に重要な脳番地の一つと言えます。

勉強では、必要な情報の多くは先生の声によって伝えられますし、仕事でも同様に上司からの指示や同僚との対話の声がコミュニケーションのキーになるからです。

聴覚系脳番地が強い人は、複数のことを同時にする「マルチタスク」が得意な人でもあります。

耳で情報を得ている間も、目や手など他の器官は自由に使えますから、いろいろなシーンで「聞きながら○○」が行えます。

ながら作業＝マルチタスク能力もまた、仕事や勉強で求められる能力の一つで、これを高めたければ、聴覚系脳番地を強化するのが手っ取り早いと言えるでしょう。

なお、私たちの「聞く」には次の2種類があります。

- **人の話や外部の音を聞く**
- **自分の声や話を聞く**

人の話など外部の音を聞く場合は主に右脳側の聴覚系脳番地が、自分の声を自分の脳内で聞いている場合は主に左脳側の聴覚系脳番地が使われています。

左脳は言語系を処理し、右脳は非言語系を処理します。

普段から自分の話ばかりするのではなく、人の話をきちんと聞く力を育てることで、相手の気持ちに共感を覚えたり、自分の感情を抑えたりできるようになります。

聴覚系
27

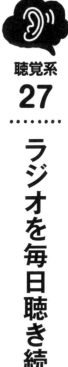

ラジオを毎日聴き続ける

『脳を強化したければ、ラジオを聴きなさい』（宝島社）という本にも詳しく書きましたが、ラジオを聴くことは、聞く力を高める最も手軽な方法です。

実際に、ラジオ聴取と脳の成長の関係を調べるために、大学生8名に1カ月にわたってラジオを聴き続けてもらい、脳の変化をMRI画像診断で解析したことがあります（参照ウェブサイト「ラジオを聴き続けると、脳が成長することを世界で初めて実証。」https://radiko.jp/rg/lab/brain/）。

その結果、ラジオを聴き続けることによって、記憶系脳番地が最大で2・4倍、聴覚系脳番地が最大で2倍成長したことが明らかになりました。

ラジオを聴くことが、左脳の言語記憶を刺激し、視覚的な想像力をも喚起しながら、右脳の記憶系脳番地を成長させていたのです。

聴覚系脳番地は情報をインプットする起点として、他の脳番地とも密接に連携し、さらに運動系脳番地とつながっています。

「声をかけられて振り返る」といった行為は聴覚系と運動系の直接的な連携ですが、それ以外にも、「聞いて、理解して、動く」「聞いて、思考して、動く」「聞いて、見て、動く」など、多くのケースで「聞く」が起点になっています。

ラジオのリスニングによって「聞く力」を高めることで、聴覚系脳番地はもちろん、聴覚系脳番地と他の脳番地のネットワークが発達すると考えられます。

では具体的にどのようにラジオを聴くのがいいのか。

- **自分と年の離れたパーソナリティーの番組を聴く**
- **パーソナリティーの感情を推測しながら聴く**
- **ラジオから聞こえた言葉を声に出して繰り返す**

などの方法がありますが、特にこだわることはありません。

手ぶらの状態で他の作業をしながら聴けるのがラジオのいいところです。仕事、家事、運転など、さまざまなことをしながら、好きなラジオ番組を聴いてみてください。

聴覚系
28

リズムに合わせて踊る

耳から入ってくる音楽のリズムに合わせてカラダを動かしたり踊ってみたりするのも、聴覚系脳番地のエクササイズになります。

リズムに合わせて動くことは意外と難しいもの。運動神経だけでなく、高度な脳の働きが求められます。

特に聴覚系脳番地から運動系脳番地へのネットワークがうまく連携していないと、耳から入ってきたリズムをうまくカラダに伝えることができず、ぎこちない動きになってしまいます。**ダンスなどの連続した動作をしてリズム感がないというのは、実は運動系ではなく、聴覚系脳番地が弱いことが原因の場合もある**のです。

聴覚系脳番地を活性化させるために、好きな音楽をかけて踊る、アイドルやダンサーの振り付けを真似するなどして、リズムを取る練習をしてみましょう。

ダンス教室や楽器教室に通うのもいいですね。

聴覚系

29

新曲を覚えて歌う

聞く力が弱い人は、歌うことに苦手意識があり、実際に歌ってみても音程がはずれがちだったりします。

脳の中には聴覚系から理解系を経て伝達系脳番地につながるネットワークが存在し、ＭＲＩで見ると、通常は聴覚系の枝ぶりが太くしっかり成長しています。この枝が細いと音痴になりやすいと考えられます。聞いたことを理解して、声に出すというルートが未発達のため、自分のイメージしている音程が出せないのです。

そんな人に最適なエクササイズがカラオケです。

音痴だからと歌うことを敬遠するのではなく、どんどん歌っていきましょう。

お気に入りの新曲を見つけて、何回も聞いて1曲丸ごと覚えて、それを歌うのはどうでしょうか。何度も聞いて練習するうちに、聴覚系から伝達系につながるネットワークが刺激され、少しずつ太くなって歌もうまくなるはずです。

聴覚系
30

聞いた内容を素早くメモする

仕事や学校で、人の話がきちんと聞けていないと、どう動いていいかわからなくなってしまいます。

また、きちんと聞いていないのにわかったつもりになり、思い込みが先行して失敗してしまう可能性もあります。

人の話を正確に聞けないと、「すぐ動ける」人になることは難しいでしょう。

そこで、耳からの情報を正確にキャッチするエクササイズとして、聞いた内容を素早くメモする練習をしましょう。

仕事や授業などはもちろん、いろいろな場面で、聞いた内容をなるべく細かくメモするのです。

メモを取ることは、聞いたことを書き出す行為です。

つまり、そもそも話を聞けていないと書き出すことができません。

日常的にメモを取ることで、書くために集中して聞く脳のスタイルが身につき、聞く力がアップします。

また、メモを取るように心がけていると、自然と相手の話の要点をしっかりとらえようとする意識が働きます。

なぜなら、相手の話を一字一句メモすることは難しいため、最小限の重要なポイントだけを書き出す必要性が出てくるからです。

日常生活の中で人から話を聞く機会が多くない場合は、テレビやラジオのニュース番組を視聴して、その内容の書き取りを行うとよいでしょう。

メモを取ることによって、すぐに聴覚系脳番地や運動系脳番地が発達するわけではありませんが、相手の話をよく聞こうという姿勢が身につき、情報を取捨選択する能力を高められます。

結果的に、きちんと聞いて、「すぐ動ける」人に近づくはずです。

聴覚系
31
映画のセリフを真似る

聴覚系脳番地は、相手や自分の声といった外部の音だけでなく、本を読んだ時にアタマの中で響く音（内言語《ないげんご》）にも刺激を受けます。

これがうまく機能しないと、アタマの中で音が響かないため、言葉がアタマの中に入ってきません。

何度言われても間違ってしまう、正しい行動が取れないというのは、内言語が鳴らないのが原因です。

ちなみに、本を読む時に黙読ができないのもこのタイプです。

内言語を強化するのに役立つ方法は、「暗唱」と「音読」です。

暗唱する際は、文章を覚えてアタマの中で繰り返す必要があるので、内言語が強化されやすくなります。

また音読する際は、口を動かすことで運動系脳番地を、言葉をアウトプットすることで伝達系脳番地も刺激することになります。

聴覚系脳番地で止まっていた脳の情報が伝達系脳番地、運動系脳番地へとつながることで、その分、脳内に情報を保持する時間が長くなり、記憶に残りやすくなります。

たとえば好きな映画のセリフを覚えて、俳優の真似をしてしゃべってみるといいでしょう。

映画のセリフで好きなものがなかったら、ことわざや格言、詩、短歌や俳句などの短文でも構いません。

情景をイメージしながら何度も繰り返して声に出してみてください。

最初は短いセリフから始めて、少しずつ長いセリフにしていくといいですね。

聴覚系
32

オーケストラを聴いて、楽器を聞き分ける

楽器の音や歌声を聴くことは聴覚系脳番地の強化につながります。

曲を聴いた時、脳内では、言語を司る左脳が歌詞に反応し、感覚を司る右脳がメロディに反応します。

したがって、クラシックやオルゴールなど歌詞のない音楽は右脳を刺激し、ポップスなど歌詞を理解できる音楽は左脳を刺激することになります。

普段から多様な音楽に慣れ親しみ、左右の脳をまんべんなく刺激しましょう。

オーケストラの曲など、多様な楽器で構成されている音楽を聴く時には、特定の楽器の音に注目して聴くのも面白いですね。

特定の楽器の音は、全体の音の中に混ざってしまいがちですが、「聞きたい」という意志がある以上、脳は能動的に音をキャッチしようとします。

この「聞きたい」という意志が、脳を積極的に動かす原動力になります。

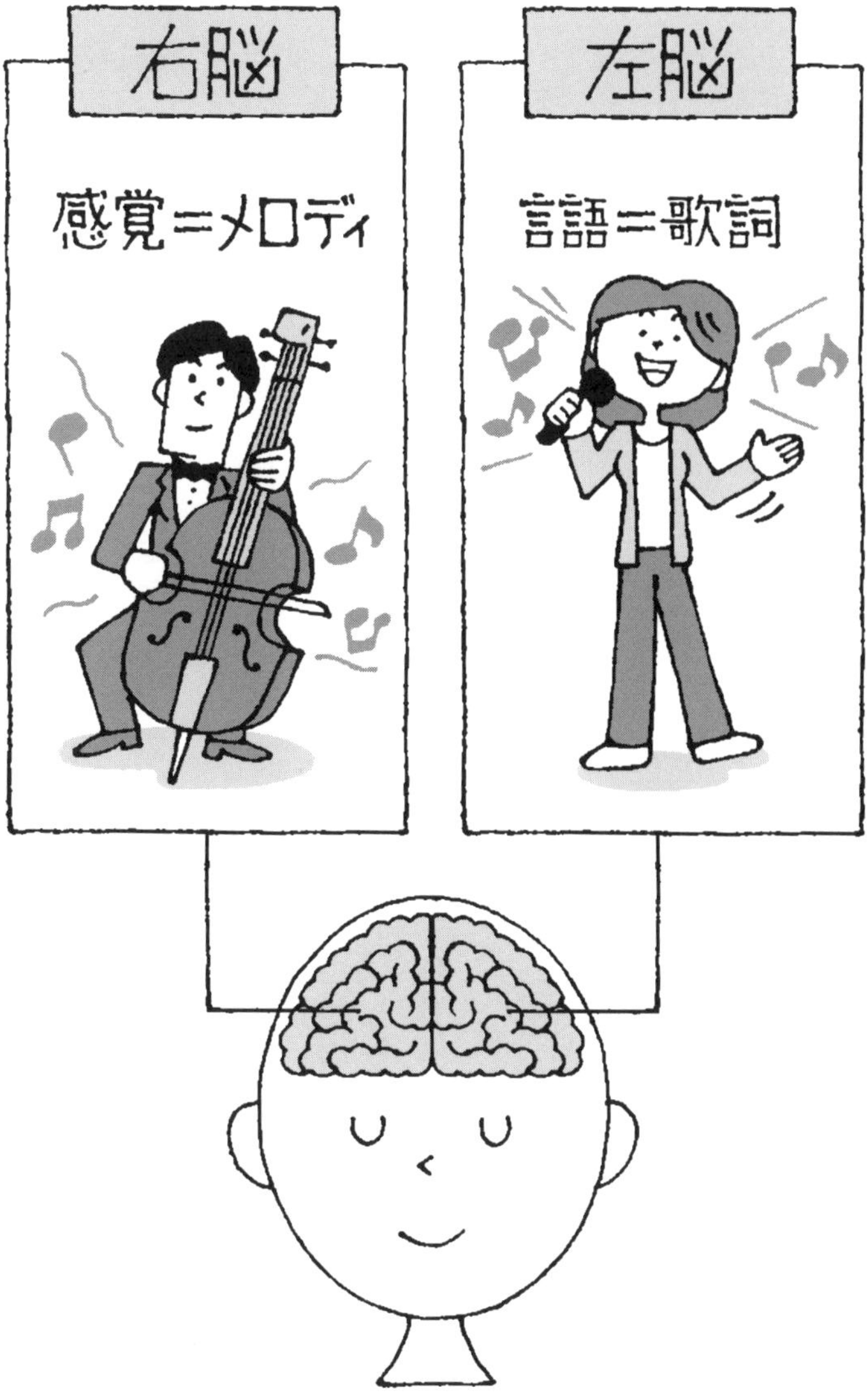
右脳
感覚＝メロディ
左脳
言語＝歌詞

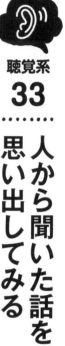

聴覚系 33

人から聞いた話を思い出してみる

人から聞いた話を思い出してみる、というエクササイズもあります。

誰にとっても、他人から聞いて、心に残った話、感動した話が一つ二つあるのではないでしょうか。

その話を、その人が目の前でしゃべっている様子（表情やしぐさ、声）を思い浮かべながら脳内で再現してみてください。

相手の声を使って記憶を再現する行為は、記憶系脳番地とともに聴覚系脳番地も使います。

耳から入ってきた情報を整理する時に有効です。

聴覚系 34

きれいな発音でゆっくりした英語をヒアリングする

音声が英語の映画やドラマを見るというのも、聞く力を育てるのに役立ちます。
会話を聞く時には、聴覚系脳番地、理解系脳番地が主に使われます。
聴覚系で話を聞き、理解系で理解を深めるという流れです。

慣れない英語でこのプロセスを繰り返すことで、聴覚系脳番地、理解系脳番地を刺激することができます。

聞く際は、できるだけきれいな発音で、かつあまりスピードの速くない英語を選ぶことが大事です。

きれいな発音の英語を繰り返し聞いてゆっくりと内容を理解する、という作業を続けると、英語の勉強になるだけでなく、聞く力を高めることになります。

「動き方の理解」が速くなる！

第1章で「脳がその動きを知らないなら、脳の中はシーンとしたまま」と書きましたが、脳の中がシーンとしているのは理解系脳番地が働いていない証拠です。理解系脳番地が働かず、外部からの情報を理解できていないわけですから、行動に移せないのも当然です。

理解系、思考系、記憶系の脳番地は、脳の中でも高度で複雑な仕組みを持つ「高次脳機能」であり、その働きを自覚しにくいという特徴があります。

そこで大切なのは、まず「自分は理解していない」ということに気づくこと。それが理解系脳番地を働かせ、「すぐ動ける」ようになるための第一歩となります。理解していないことに気づくには、アウトプットをする必要があります。

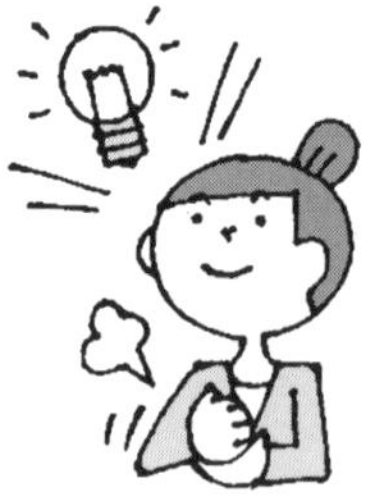

見る、聞くという情報のインプットから一歩進み、情報をアウトプットすることで、自分が理解しているのか、あるいは理解していないのかを確認できます。

アウトプットの方法としては、絵・図にする、数字にする、言葉にする、などが考えられます。

自分の尺度を持ち、その尺度と比較してみることもアウトプットの一種です。

また、とにかく手を動かしてして作業をすることも、情報をアウトプットしながら理解度を高める方法です。

私は学生の頃、解剖学の教科書を読んでも全くアタマに入らず苦労しました。しかし、自分の手足やカラダを一つ一つ見ながら教科書に書かれていることと照合していったらスムーズに理解できました。

なお、理解には大きく分けて「単純なことを素早く理解する」と「より深く理解する」２つの段階があります。

理解しているかしていないかに気づき、素早く理解したり、深く理解したりするためのエクササイズを次のページから紹介していきます。

理解系

35

1日の中での自分のピークタイムを調べる

脳の覚醒状態は1日を通して一定ではありません。

ボーッとして目覚めていない時もあれば、はっきりとアタマが冴《さ》えて、仕事や勉強にすごく集中できる時もあります。

自分の脳が活発に働くピークタイムや、逆に脳の働きが鈍ってしまうアイドルタイムをまず理解しておくことが、理解系脳番地を活発化させる第一歩となります。

そこで、1日の行動を記録して、その行動を取っている時の脳の覚醒状態を、次の5段階を用いて点数づけしましょう。

1点：脳覚醒が非常に悪い（目は開いているが、ボーッとしているフリーズ状態）
2点：脳覚醒がやや低下している（何かいつもよりスッキリしない状態）
3点：脳覚醒が普通の状態（どちらとも言えない）

4点：脳覚醒がややよい（かなりアタマがクリアな状態）

5点：脳覚醒が非常によい（アタマがスッキリ冴えている状態）

1日の間にいろいろな活動する中で、自分がどの状態にいるのか考えて、点数とともに記録をつけてください。

「9月1日　9時　会議　2点」「10時　商談　4点」といった具合です。

これを1週間続けて記録して眺めてみると、大まかな傾向が理解できます。

たとえば私の場合、朝方は覚醒していて、夕方になってくるにつれてどんどん覚醒度が落ち、20時以降になると途端にアタマが働かなくなります。

このようなことがわかった後は、大切な仕事はなるべく午前中に行い、20時以降はできるだけ仕事をしないという時間配分を心がけるようにしました。これによって、日中は一層高いパフォーマンスで仕事ができるようになりました。

自分のピークタイムを理解し、その時間に合わせて活動することで、自分の脳を「すぐ動ける」状態に近づけられるわけです。

理解系
36

自分の好き嫌いを書き出す

脳には、「好き・嫌い」に大きく影響されるという特徴があります。

つまり、自分が好きなこと、得意なことをする時はモチベーションが上がり、時間がたつのを忘れて夢中で取り組めます。

反対に、嫌いなこと、苦手なことをする時にはモチベーションが下がります。

自分の「好き・嫌い」を知っておくことは、脳を「すぐ動く」状態にするためには非常に大切です。

しかし多くの人は、自分の「好き・嫌い」を何となくわかっているつもりでいるだけで、明確には理解していません。

そこで、自分のモチベーションの拠り所を知るために、「好き・嫌い」を書き出してみましょう。

たとえば、「しゃべること、運動することは好き。アイデアを考えたり、何かを覚えたりするのは嫌い」など。自分が得意なこと、苦手なこと、好きなこと、嫌いなことをリストアップしていくことで、自分の基準がだんだん見えてきます。

そして仕事や勉強などに取り組む際は、できるだけ自分が好きなこと、得意なことから始める（あるいは好きなことと組み合わせて始める）ようにします。

得意分野から始めることで、強い動機付けがなくてもスムーズに動き始めることができます。

一度取りかかればスイッチが入るので、その勢いで不得意なことにも取り組めば、スムーズにゴールまで駆け抜けることができます。

好きなことが特に思いつかないという人もいるかもしれません。その場合は、日々の生活の中で、「楽しい」「面白い」など自分の感情がプラスに作用した時に、そのことをすぐに書き留めておくようにしましょう。

そのメモを見て振り返ると、自分の好きなことやモチベーションの源泉を改めて理解できます。

好き嫌いをはっきりと自覚し、好きなことに率先して取り組むと、理解系だけでなく感情系脳番地のエクササイズにもなります。

理解系
37

体重の推移を記録する

情報を漠然と把握するのではなく、数値や図などの形で見える化して、正確に把握することが、理解系脳番地の働きを高めることにつながります。

そこで、自分にかかわるいろいろな情報を見える化してみましょう。

たとえば体重を毎日測り、記録してみます。

単に体重計に乗って数値を見るだけだと推移が把握しづらいので、量った数値をノートやアプリなどにきちんと記録することがポイントです。

記録することで数値の推移を認識でき、日々の出来事と関連づけて体重の変化を理解できるようになります。

「昨日たくさん食べたから0・5キログラム太ったな」「ウォーキングを30分したら、0・2キログラム減った」というように。

自分のカラダへの理解が深まり、健康の維持にも効果があるはずです。

理解系
38

花瓶に花を生ける

ペットを飼ったり植物を世話したりという体験は、理解系脳番地を動かすいいエクササイズになります。ペットの気持ちを考えたり、植物の生育過程を観察したりすることで、動植物に対する理解が深まるからです。

また、ペット・植物に愛情を抱くことで感情系脳番地が、観察を続けることで視覚系脳番地が育ちます。

とはいえ、ペットを飼うにはいろいろな義務と責任が伴うのでカンタンにはできません。植木などの植物を育てるにもそれなりの手間と費用はかかります。

そこで手軽な方法として、花を買ってきて花瓶に生けるのはどうでしょうか。

その花を眺めて、「水を替えたらシャキッとしたな」「昨日よりもちょっと色が悪くなってきたな」「赤い花を生けたら部屋の雰囲気も変わった」などと観察することで、理解系脳番地や視覚系脳番地、記憶系脳番地が刺激されます。

理解系

39

人混みで人をよけながら歩く

理解系脳番地が発達している人は物事を先回りして予測するのが得意なので、予測したことに対して素早い行動をしやすくなります。

たとえば、普段の上司の言動から、次に言われることを予測しているので、先回りして対応できます。掃除する際には、効率よい手順をアタマの中で予測してから始めるので、何も考えずに始めた場合と比べて、素早く作業を進められます。

このように先々を予測して行動する時、脳の中では理解系脳番地や思考系脳番地が活発に働くことになります。

日常生活の中でも、少し先のことを瞬時に予測するエクササイズを行うことで、理解系脳番地を活性化させられます。

たとえば、私が「人混みすり抜けウォーキング」と呼んでいる、「人混みで人をよけながら歩く」エクササイズがあります。

通勤ラッシュ時間の駅構内や、都会のスクランブル交差点など、人がたくさん行き交う場所では、スムーズに歩くことが困難です。

しかし、人の流れをよく観察すると、動いている人たちの間に時々すき間が生まれます。

進行方向にあるすき間を探し、素早く先に進めるルートをアタマの中で予測して、実際にそのルートを歩いてみましょう。

このようにルートを瞬時に予測する行為は、理解系脳番地を動かすエクササイズになります。

同時に、空間に注意を向けることが視覚系脳番地を、歩くことそのものが運動系脳番地を刺激します。

あるいは少し混んだ電車の中で、「次に空く席はどこだ？」と予測するのもいいですね。

先を読むために必要な、「人を見る目」や、自分の立ち位置の把握、変化の予兆をつかむ感性を養うことができます。

ゲーム感覚で楽しみながらやってみましょう。

理解系

40

キーワードを決めて、記事をピックアップする

スマホがあるおかげで、私たちはいつでもどこでも、大量かつ雑多な情報を受け取り続けるようになりました。世界中の報道機関が伝えるニュースはもちろん、ＳＮＳを介して無数の個人が発信する情報も、スマホ一つでいくらでも手に入ります。

このような環境の中では、一つ一つの情報を深く理解することが難しくなり、理解系脳番地が働かなくなってしまいます。

情報洪水の中でも理解力を高めるエクササイズとして、特定のテーマについての情報を集中的に集めてみましょう。

自分が興味のあるキーワードを一つ決めて、それに関連する情報をネットニュースや新聞、書籍・雑誌、ＳＮＳなどからピックアップして読むのです。

いろいろな角度からの情報を集めることで、特定のテーマについての理解が深まります。と同時に、理解系脳番地の働きを活発化させることにつながります。

理解系
41

洋服のたたみ方を変えてみる

洋服のたたみ方は人それぞれ少しずつ違いがありますよね。いつの間にか身につけたたたみ方を、疑問に思うこともなく続けているのではないでしょうか。

このたたみ方を変えてみましょう。家事の本やインターネットの情報などで、効率的なたたみ方、素早くきれいにできるたたみ方を見つけて、実践してみます。

実際に新しいたたみ方に挑戦してみると、「立体的にたたむと収納しやすいのか」などと新たな発見があります。また、「縦より横にたたんだ方がコンパクトになる」などと自分独自の工夫も生まれます。

このような新たな発見や工夫が生まれるということは、理解力がアップした証拠です。続けることでさらに理解系脳番地が活性化されます。

たたんでから収納するまでの時間を計ってみるのもいいでしょう。新しいたたみ方でどれくらい速くなったのか、数値的に比較することで理解度がさらに増します。

理解系

42

1分間の一人しりとりをする

1分間という制限を設けて、一人しりとりをしてみてください。「イカ、紙、水……」などとポンポンと続けていきましょう。いくつの言葉を挙げられたでしょうか。しりとりでたくさんの言葉を出すには、たくさんの言葉を知っている必要があります。言葉の量はそのまま理解の深さと直結していると言っていいでしょう。

1分間、よどみなく続けられるように何度もチャレンジしてみてください。言葉が詰まって出てこなかったら、辞書を片手にやるのもいいですね。

これを続けると、語彙《ごい》量が増え、理解力が上がり、理解系脳番地が強化されます。

シンプルなしりとりでもいいですが、「3文字限定しりとり」「偉人しりとり」「生き物しりとり」など、テーマを限定するのもいいですね。

次の言葉がなかなか思い浮かばない時に、辞書を片手に必死でアタマを働かせれば、記憶系脳番地や視覚系脳番地も同時に活性化させられます。

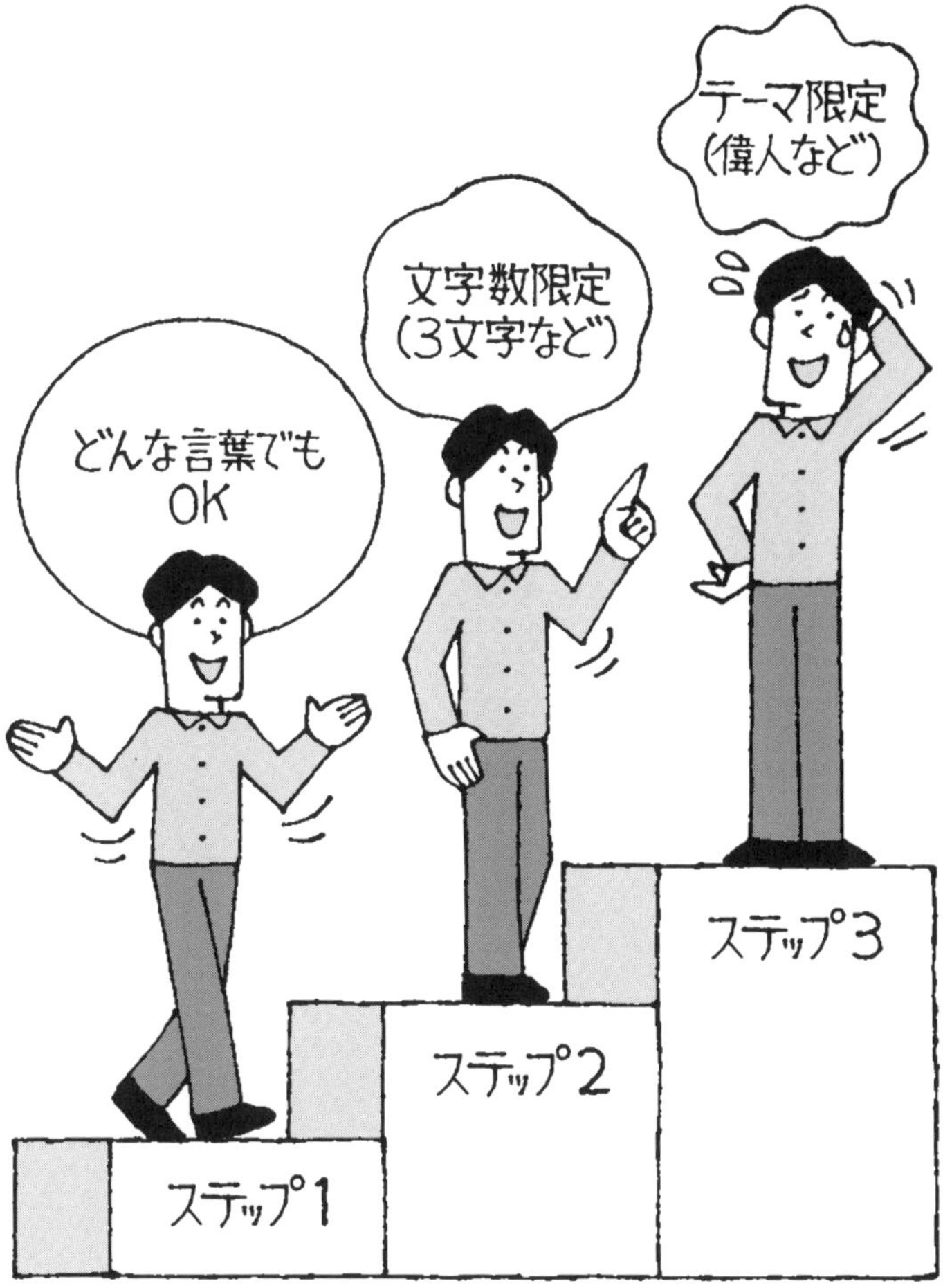
どんな言葉でも
OK
文字数限定
（3文字など）
テーマ限定
（偉人など）
ステップ1
ステップ2
ステップ3

理解系
43

台所を隅々までアルコール消毒する

新型コロナウイルス感染症対策のアルコール消毒も、ちょっと工夫を加えることで脳のエクササイズになります。

アルコール消毒する場合、ドアノブやテーブルなどを中心に行うのが基本ですが、そういった場所に限らず、隅々まできれいにしてみましょう。

といっても、家中を消毒するのは大変なので、キッチンなど部屋を限定して掃除します。

人の手が触るところはもちろん、ウイルス飛沫《ひまつ》が空気に乗って飛びそうなところはすべて掃除します。

キッチンの状況をよく見て、掃除する前の状況を観察し、アルコール消毒してから仕上がりを確認する。

このように対象物を観察したり、掃除前後の違いを確認したりする行為は、理解系脳番地や視覚系脳番地を養うことにつながります。

隅々までやるのが大変なら、10分間などと時間を決めて取り組むのもいいでしょう。

その他の新型コロナ対策で言えば、換気することも理解力を高めることにつながります。

単に窓を開け閉めするだけでなく、室内の構造も考慮に入れて、空気の流れをアタマの中でシミュレーションしながら換気します。

空気の流れを理解しようとする行為を通じて、理解系脳番地が回転することになります。

「計画的な行動」ができる！

記憶にかかわる脳の器官である海馬は、左右の側頭葉の内側にあります。この海馬に接した部位が記憶系脳番地です。

左右の海馬がしっかりと働いている人は、記憶力が高くて、もの忘れをしないだけでなく、行動のメリハリが利いて、計画的な行動ができます。

それは、記憶力と時間を気にする能力が深く結びついているからです。

したがって海馬が働いている人は、今は何時何分なのか（あるいは計画全体の中でどのあたりに位置するのか）、そして今やるべきことは何なのかを思い出し、自分自身で行動のスイッチを入れられます。その結果、「すぐ動ける」のです。

反対に海馬の働きが鈍い人は、自分自身でスイッチを入れられないので、アクションを起こしにくくなっています。

海馬を働かせて自分にスイッチを入れるには、３つのポイントがあります。

①　現在の時間（状況）を確認する
②　やったことを振り返る
③　次に何をするか意識する

このようなポイントを強化するためのエクササイズを次のページから紹介します。ぜひ、記憶系脳番地を強化して、自分にスイッチを入れられる人になりましょう。

また、「夢」を持つことも記憶力の強化には大事です。

記憶というと、過去の出来事や知識を覚えることが連想されますが、それだけではなく、将来なりたい姿や未来のイメージも記憶の範囲に含まれます。

将来現実のものとなるかもしれない姿をアタマに思い浮かべて、それを記憶しているということです。「夢」を持ってそれを常に意識すれば、記憶力が活性化するだけでなく、なりたい姿に近づく効果もあります。

記憶系
44

1分で食べたい料理を決める

自分自身のスイッチを入れるには、現状を把握し、終わったことを振り返り、次に何をするのか意識することが大切です。次に何を意識するのか、手順を決める際にまごまごして迷っていては、行動に移すことができません。**決められないで迷っている時間をなくすことが、「すぐ動ける」ようになるために大事なことです。**

そこで、物事の順番を瞬時に決める練習をしましょう。

そのために手軽に取り組めるのが、レストランに入った時に、「1分で食べたい料理を決める」練習です。ランチで定食を選ぶという状況よりも、ディナーのために入ったお店で、数品を注文するような状況を想定しています。

たくさんあるメニューの中から、1分以内に3、4品を決めましょう。

即座に決められる人になることが「すぐ動ける」への第一歩です。

記憶系

45

1時間に3つのことをやる

計画性を持って行動し、自分自身を飽きさせないようにすることが、「すぐ動ける」脳になるために重要です。一つのことを長くやりすぎて飽きてしまうと、海馬が覚醒しにくくなり、行動のスイッチが押せなくなるからです。

ポイントとしては、仕事でも勉強でも家事でも、「1時間に3つのことをやる」という意識を持つことです。

1時間のうちに1つだけやろうとしても、飽きてしまいます。また、5つも6つもやろうとすると、1個1個に集中しづらくなるので、やはり3つくらいが最適です。

やるべきことを3つ決めたら、大まかな時間配分を決めましょう。20分・20分・15分・残り5分は休憩といった具合です。1時間の作業というと大変ですが、20分なら気楽な気持ちで取り組めます。

ただし、勢いに乗っている時は休憩せずに作業を続けても構いません。

記憶系
46

毎日10分の「瞑想タイム」をつくる

「すぐ動ける」ようになるには、計画性を持った人になることが大事です。

計画性を養うためのエクササイズが、「1日の中で、毎日必ず10分の時間をつくり、同じことをやる」です。

忙しい日々の中でも、「今日も10分を確保する」と意識することで、予定をやり繰りしようという動機になります。

実際どんなに疲れた日でも、ちょっと具合が悪い日でも、10分くらいの時間を確保することはできるのではないでしょうか。

この10分の時間をつくるという習慣が、計画性を養う第一歩になります。

これが1週間に1度だけだと、習慣として定着しづらくなります。必ず毎日取り組むようにしてください。

さて、10分間でやることは、本を読む、日記をつける、ヨガをするなど何でも構いませんが、「瞑想《めいそう》」もおすすめです。

10分間、目を閉じてリラックスし、ゆっくりと呼吸（吸って吐くのを１分間に４セットくらいのペース）してください。

脳の隅々まで酸素を行き渡らせることができ、アタマがスッキリしたり、感覚が研ぎ澄まされたりする効果があります。

瞑想している間は、その日起こった出来事を、順を追って細かく振り返ってみるのもいいですね。

記憶を整理整頓することは、記憶系脳番地の強化につながります。

また、今日の出来事は自分の人生においてどんな意味があるのか、過去の記憶をベースにして比較できるようになります。

記憶の意味づけを行うことで、今日出会った人、得た情報、起きた出来事は、本当に必要なのか不要なのかが判断できるようになり、雑多な物事に惑わされない精神を養うこともできます。

記憶系

47

部屋の模様替えをする

脳は記憶の装置であり、年輪のように情報や経験を上書きしながら成長します。

一度脳に刻まれた記憶は、書き換えることができません。新しい記憶を上書きしたからといって、古い記憶が消えるわけではないのです。

しかし、生活環境が固定化されすぎてしまうと、新しく覚えることが少なくなって楽になる反面、脳がマンネリ化します。

記憶を取り入れる機会が減少することで、記憶系脳番地の働きが鈍ってしまうわけです。

そこで、**記憶をリフレッシュさせて記憶系脳番地を働かせるために、部屋の模様替えを実行しましょう。**

部屋の模様替えをするには、まずある程度の片づけをしたうえで、どんなインテリアを購入するか、何をどこに配置するかといったシミュレーションを脳内でする必要があります。

こうした活動により、空間記憶が刺激されて記憶系脳番地や視覚系脳番地がフル稼動します。もちろん、実際にカラダを動かして作業するので運動系脳番地も働きます。

模様替えを完了して室内の様子が変化すると、部屋に入るたびにハッとして、新鮮さを覚えます。これが脳にとっていい刺激になります。

また、以前までの部屋とは勝手が違うため、どこに何が置いてあるのか一瞬迷うこともあるかもしれません。

新しい配置場所を記憶しておこうという意識が働き、記憶系脳番地の活性化につながります。

このように、**環境を新しくすることは、自分の脳の使い方を一新し、眠っていた部分を刺激することになります。**

同じような理由でいい脳トレになるのが引っ越しですが、やろうと思ってカンタンにできるものではないので、手軽なエクササイズとしては模様替えが最適です。

季節の変化に合わせて3カ月に1度くらいは、プチ模様替えをしてみてはどうでしょうか。

記憶系

48

目につく場所にカレンダーを貼る

記憶系が弱い人は、忘れっぽかったり、新しいことが覚えられなかったりするので、何をすればいいのか即座に判断できず、「動けない」ということになります。

記憶力をトレーニングして向上させることもできますが、時間がかかります。

また記憶力に自信がある人でも、その記憶が間違っている可能性もあるので注意が必要です。

大切なのは、記憶力で解決しようとするのではなく、物事を忘れない仕組みをつくることです。

たとえば、いつも目に触れる場所にカレンダーを置くのも一つの方法です。

自分の日々の行動様式を振り返り、家の中での通り道になっていて「そこにモノを置いておけば必ず目につく」という場所に、絶対に忘れたくないものを置いておけばいいのです。

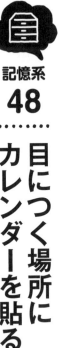

そこにカレンダーを貼って毎日のスケジュールを記載しておけば、予定を忘れない仕組みができあがります。

毎日のスケジュールを管理する際に私がよく使うのが日めくりカレンダーです。

日めくりカレンダーの空きスペースに、その日の行動予定をリストアップしておくのです。

そして、その予定を消化したらチェックを入れます。

消化できなかった予定は持ち越しなので、翌日のページに転記することになります。

私の家では２つのカレンダーに同じ予定を書き、息子の部屋の出入口と玄関に貼ってあります。

家族で息子の予定を共有することで、家族のコミュニケーションと計画性が向上し、息子の忘れ物や勉強習慣が改善しました。

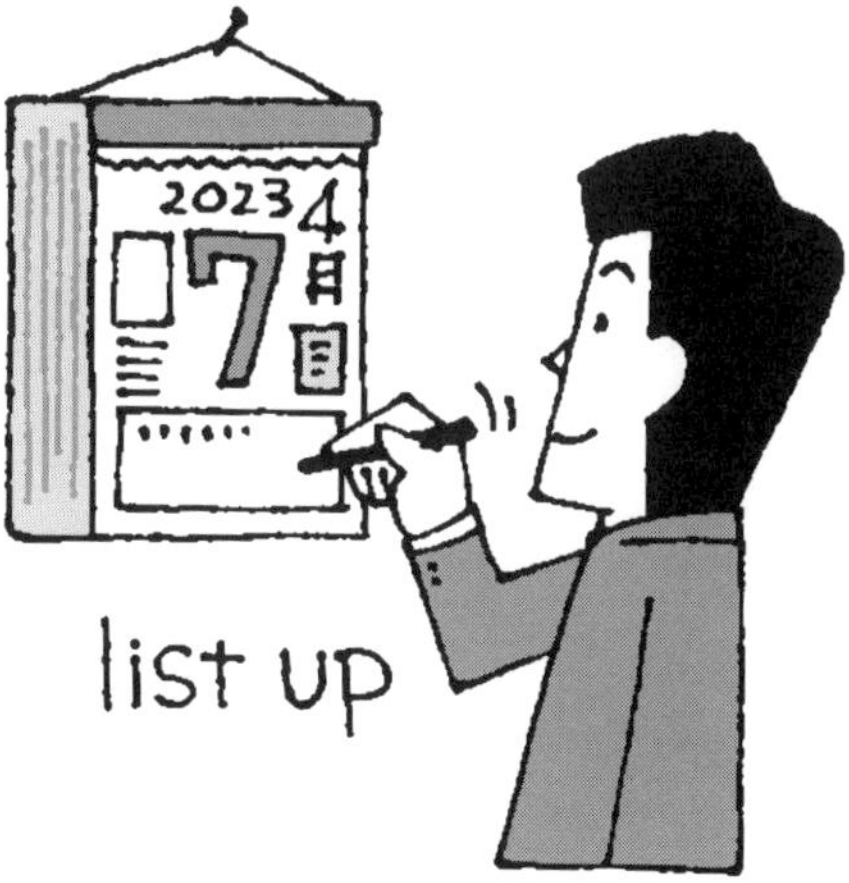

記憶系

49

ネット記事の最初の2行を覚える

視覚系の記憶力を強化するエクササイズが暗唱です。

暗唱は、「内言語」の強化にもつながります。本を読んだ時にアタマの中で音が響く音、それが内言語です。

本を読むのが得意な人は内言語がきちんと働いていますが、本を読むのが苦手な人は内言語がうまく機能しないため、アタマの中で音が響かず、言葉がアタマの中に入ってきません。

暗唱するには、内容を覚えて、アタマの中で文章を繰り返す必要があります。そのため、暗唱を続けることで内言語が強化されるのです。

まずは短い文章から始めて、文字をアタマの中に定着させてみましょう。

暗唱する文章は何でもいいのですが、すぐに目につくものとしてネット記事や新聞記事などの一節がいいかもしれません。

記事の最初の2行ほどを暗記し、口に出して言ってみてください。

1行ならカンタンでも、2行になると意外と難しく、覚えるのに多少苦労するかもしれません。

2行なんてカンタンという人は、3行、4行と長い文章の暗唱にチャレンジしてみるといいでしょう。

また、文章を読んで暗唱するだけでなく、テレビのアナウンサーが読んだニュースの原稿を、聞いてから暗唱するというのも、聴覚系脳番地も含めたいいエクササイズになります。

人によっては読んだものを暗唱するより、聞いたものを暗唱するのが得意という場合もあります。

暗唱ができるようになると、見たこと、聞いたことを的確にとらえて、自分の口から発言できるようになります。

人に対する指示や、自分に対する指示が正確にできるようになるので、「すぐ動ける」につながります。

記憶系

50

覚えている親戚の名前を書き出す

眠っている記憶を思い出して整理することも、記憶系脳番地を刺激してくれます。

何となく覚えているけれども、はっきりと思い出せるか自信はない……そんな記憶の一例が親戚の氏名ではないでしょうか。

最近では年賀状を出す人も減りましたから、「どこどこのおじさん」などと覚えていたとしても、その氏名を漢字で書く機会はあまりないのではないでしょうか。

そこで、親戚一人ひとりの氏名を思い出して書き出してみましょう。

ついでに家系図をつくるのもいいですね。自分のルーツに思いを馳《は》せることになり、感性や感覚が刺激されます。役所から戸籍関係の書類を取得したり、親や親戚に電話で尋ねたりして情報を収集し、整理していきましょう。

それらの作業を通じて記憶系脳番地や感情系脳番地が刺激され、「すぐ動ける」につながっていきます。

記憶系 51 いつも歩いている道の光景を思い出す

あなたは、通勤・通学のために毎日歩いている道の景色を覚えているでしょうか。「毎日通っているんだから当たり前だ」と言うかもしれませんが、当たり前だからこそ、見過ごしていることも多いはず。

そこで、家を出てから目的地に着くまでの通勤・通学路の光景を、できるだけ具体的に思い出してみてください。

どんな店や建物があるのか、道幅はどれくらいか、街路樹はどのように立っているか、信号のある位置は……意外と覚えていないことが多いかもしれません。

これらを思い出して整理することは視覚系記憶を高めるエクササイズになります。「物事の順序・道筋を意識すること」は、記憶系脳番地を働かせるポイントの一つでもあります。

料理法などをアタマの中でシミュレーションしても同様の効果があります。

記憶系

52

旅行に行くと決める

長期旅行の計画を立てることも、記憶系脳番地を活性化させます。物事の順序・道筋を意識するようになるからです。

どの目的地に何時に着くのか、いつ自宅を出発して、どんな交通機関で移動するのか。その次はどこを巡って、その日はどこの宿泊施設に泊まるのか……といったことをアタマの中でシミュレーションしながら組み立てていくことで、記憶系が刺激されます。

さらに、旅行に行くためには仕事などの予定を調整する必要が出てきますよね。安心して長期休暇に入るために、事前にきちんと計画を立てて仕事を進めなければなりませんし、休暇中に自分の不在が原因で問題が起こらないよう、同僚や上司などに引き継ぎをしておく必要があります。

旅行から終わって仕事に復帰したらしたで、休暇中の状況を確認したり、たまったメールを処理したりと、普段とは違う仕事の仕方が求められます。

旅行に行くということは、いろいろな意味で脳を刺激することになりますし、課題に対する自発的な処理能力を高めることにもなります。

「旅行に行くつもり」で計画を立てることもできますが、それでは本気で具体的に決めようという動機になりませんから、やはり実際に旅行に行くことが前提です。

「仕事に余裕ができたら休暇を取ろう」と考えて、ずるずると休みを取れない人は、「すぐ動く」ができない人です。まずは「旅行に行く」と決めてしまうことが大事です。スケジュール帳に休暇の予定を書いてしまい、その日程で旅行に行くと決めることで、「では、旅行に行くためにはどうやって仕事を調整しようか」という考え方になります。

脳番地を強くするだけでなく、ワークライフバランスを充実させるためにも有効な手段ですので、ぜひ試してください。

「明確なメッセージ」が出せる！

自分の気持ちや考えを伝える時に使うのが伝達系脳番地。言葉による伝達だけでなく、作図やジェスチャーなども含むあらゆるコミュニケーションに関係します。

伝達系脳番地は、視覚系脳番地や聴覚系脳番地と密接に連携しています。

したがって、物事をよく見ている人、他人の話をよく聞けている人ほど、見た状況や聞いた話を正確に伝える力があると言えます。

伝達には2つの方向性があります。

① 他人にメッセージを出す

② 自分に言葉の指示を出す

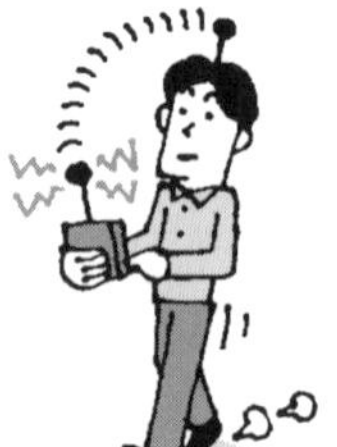

一般的には、「①他人にメッセージを出す」ことを伝達と呼びますが、脳の中ではもう一つの方向性として「②自分に言葉の指示を出す」があります。

伝達力がある人は、物事を見たり、他人の話を聞いたりした後に、自分に対してきちんとメッセージを出せるので、「すぐ動ける」のです。

では、伝達力が弱い人はどういう人でしょうか。

物事を見ること、人の話を聞くことだけで手一杯になってしまい、状況を正確に把握できず、自分や他人に対して情報や思いをうまく伝えることができません。

そのため、人の影響を受けやすかったり、うまく言葉が出てこなかったりします。

そして、誰かと一緒に物事を進めることを難しく感じます。

すると、どうしても「すぐ動けない」状態になるのです。

もともと伝達力がある人でも、他人とのコミュニケーションの機会が少ない環境にしばらく置かれると、たちまち伝達力が弱くなってしまうので注意が必要です。

次のページから始まる伝達系脳番地を動かすエクササイズをして、自分に指示を出してテキパキと動ける人を目指しましょう。

伝達系
53

やりたいことリストをつくる

「すぐ動ける」人になるには、自分に対して明確なメッセージを伝えられるようになる必要があります。

そのためには、「自分が何をやるべきなのか」、また「何をやりたいのか」を明確にしなければなりません。

そこで毎週日曜日に、「今週1週間のやりたいことリスト」をつくりましょう。

たとえば、大きめのカレンダーに曜日ごとの予定を書き込みます。

スマホのカレンダーアプリでも構いませんが、自分の手で書き出し、書いたものを目で確認した方が、視覚系脳番地への刺激になります。

まずは「やるべきこと」、つまり仕事・学校・家庭関係の行動予定を記載します。

そのうえで、「やりたいこと」「チャレンジしたいこと」も書くようにしましょう。

そして、行動予定を実際にこなしたらチェックを入れていきます。

そうすると、「やるべきことをやった」という達成感を得られるのと同時に、「次の予定を前倒ししてやってしまおう」「時間が空いたから、やりたかったことにチャレンジしよう」などと、次の行動を瞬時に見つけられます。

つまり、リストを用意することで、自分がやるべきこと・やりたいことを、自分に対して常に伝え続けることになるわけです。

「次に何をしようか」と迷うことが全くないので、物事の処理が早くできるようになりますし、時間をムダにすることがありません。

このようにして、**自分に自分の行動を指示し続けることが「すぐ動ける」ようになるポイントです。**

そのために、１週間分の行動をリストアップしておくことが有効なのです。

「１週間分のやることリスト」の作成は多少手間がかかりますが、慣れれば面倒くささはなくなります。

伝達系

54

相手の良いところを書き出してみる

自分と価値観が合わない相手や苦手な相手はいるもので、そんな相手とコミュニケーションを取る時には脳の働きが低下し、行動力も鈍ってしまいます。

苦手な相手とコミュニケーションを取るうえでいい方法が、相手の良いところを思い浮かべて書き出してみることです。**相手のことを理解しようとする取り組みは、伝達系脳番地を上手に使えるようにするよいエクササイズになります。**

その相手を観察して、良いところを3つぐらい挙げてみましょう。相手がしてほしいと思っていることを推測し、タイミングを見計らってしてあげてもいいですね。

このようなことを通じて相手に対する理解が深まれば、苦手な相手であっても感情に囚《とら》われることなくコミュニケーションを取れるようになります。

また、職場や学校、仲間内での人間関係が良好になり、その組織にいる時のストレスが軽減され、脳の働きが低下するのを防げます。

伝達系

55

今日の出来事を1行で表現する

仕事や勉強に忙《せわ》しく追われる中で、その日に起こった出来事を一つ一つ振り返る機会はそう多くはないのではないでしょうか。

そこで毎日の終わりに、その日の出来事を思い出して整理する機会を設けてはどうでしょう。

といっても、家を出てから帰ってくるまで、一つ一つ思い返していたら時間がかかりすぎてしまいます。

そこで、「今日の出来事を1行で表現する」というルールを決めてみましょう。

1行というと、一般的に30〜50文字くらいでしょうか。

短い文章の中に今日の出来事を凝縮しなければならないので、内容を絞り込む必要があります。言わば、今日あった出来事の「要約」です。

メッセージを短い表現で端的に伝える練習になります。

伝達系
56

読むリズムを変えたりしながら「強調音読」する

音読する時、人は発声すると同時に、自分の声を耳で聞いています。

つまり、文章（筆者）の主張を、音声によって自分の中に取り込んでいるということです。

これは、会話をしながら人の主張を自分の中に取り込むのと同じです。

つまり音読する時、脳は、人と対話をするのと同じ働きをしています。読むという行為を通して、筆者と自分がコミュニケーションを取っていると言えます。

ですから音読をしている間は伝達系脳番地が働いています。

また、運動系脳番地、視覚系脳番地、聴覚系脳番地も同時に働かせることになるので、音読は脳のエクササイズとして非常に有効です。

私は子どもの頃、ひらがなに音読困難症状があり、さまざまな音読法を工夫して、症状を改善してきました。

その結果、「今日は」「猫が」などと助詞を強調して読む方法を見出しました。この**「強調音読」にはいろいろな活用方法がありますが、たとえば次のように実践すれば、より脳が活性化されて、飽きずに続けられます。**

- ゆっくり大きな声で強調音読する（腹筋が鍛えられる）
- 速いスピードで強調音読する（顔や舌の筋肉が鍛えられる）
- 文章を記憶してから強調音読する（記憶系脳番地の強化にもなる）
- ナレーターや登場人物になりきって強調音読する（理解系、感情系の脳番地の訓練にもなる）

普通に音読するのもいいのですが、多様に脳を刺激してくれる強調音読法は、やらないのがもったいないほどの効果的なエクササイズです。

できれば毎日、５～10分でいいので、日常生活の中に強調音読を取り入れてみてください。

伝達系

57

旅に行ったつもりで、お土産を考える

言葉でなくても、何らかの手段で感謝や親愛の思いを伝えることは、コミュニケーションの一種であり、伝達系脳番地の活性化につながります。

たとえば旅行に行った時には、お世話になっている人にお土産を買っていくというのも、伝達の一つと言えるでしょう。

「あの人の好きなものは何だっけ?」「これを渡して喜んでくれるだろうか?」と思いを巡らせながらお土産を選ぶことで、伝達系脳番地が盛んに働きます。

またそれは、問題解決の手順を筋道立てて考えることと同じなので、「すぐ動ける」につながるエクササイズにもなります。

旅行に行く機会が少ない人は、旅に行ったつもりでお土産を考えて、お歳暮やお中元として贈ってみるのもいいでしょう。いつものお歳暮・お中元とはちょっと違う、趣向を凝らした贈り物をすることで伝達系が活性化します。

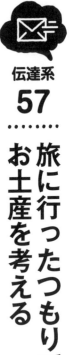

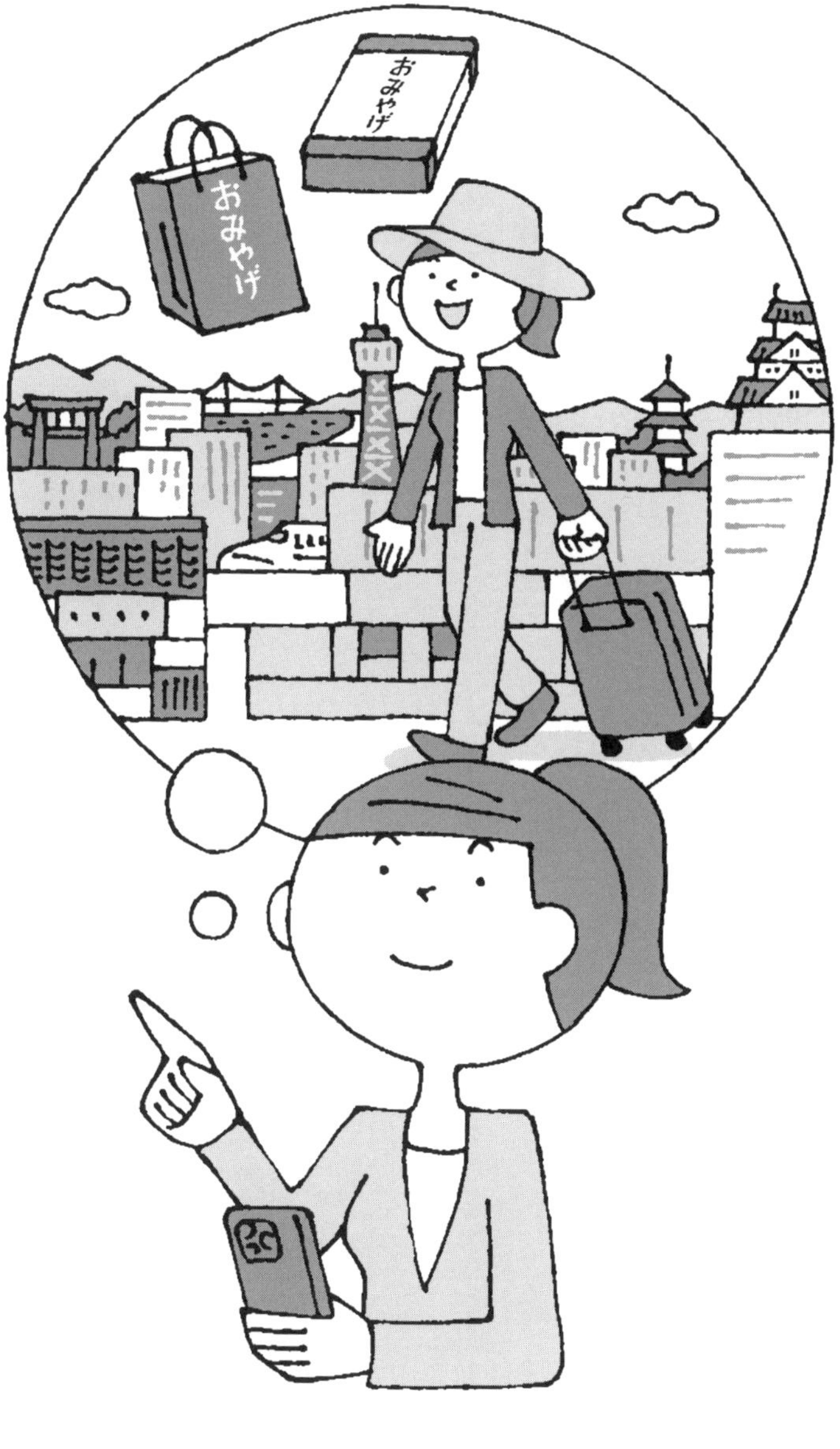
おみやげ
おみやげ

伝達系
58

見たままを実況中継する

目の前で起きている状況を言葉で的確に説明する実況中継のアナウンサーは、伝える力が高い人たちです。

また、見る力、理解する力も優れています。つまり、視覚系脳番地、理解系脳番地、伝達系脳番地が発達しているのです。

アナウンサーを真似して、実況中継のエクササイズをすると、さまざまな脳番地を複合的に活性化することになります。

たとえば自宅から駅まで歩く途中、目に入ったものを実況してみるのです。

「さあ勢いよく自宅を出ました。朝の風はひんやりと冷たく、秋の気配を感じる今日この頃であります。駅まで早足で向かいましょう。おっと前方から犬を連れた女性が。犬種はトイプードルでしょうか……」といった感じです。

ただ、周囲に人がいる状況で声に出して実況中継してしまうと、奇異な目で見られてしまう可能性があるので注意が必要です。

人目が気になる場合は、声に出さずにアタマの中で言葉を思い浮かべるだけでも、伝達系脳番地を働かせるとてもよいエクササイズになります。

実況中継するいい環境が見当たらない場合は、家の中で一人でやる方法もあります。

たとえば、テレビでスポーツ番組をつけて、音を消して自分で実況してみる。

あるいは、今日あった出来事の１シーンを振り返って実況してみる。

子どもやペットの動きを見ながら実況してみる、などの方法があります。

アナウンサーの古舘伊知郎さんになったつもりでテンションを上げてやってみると、意外に楽しくて熱中してしまいます。

これを続けることで、視覚系脳番地から伝達系脳番地へのネットワークが強化されます。

それが「すぐ動ける」能力の向上にもつながるのです。

感情系脳番地

「やる気」を生み出せる！

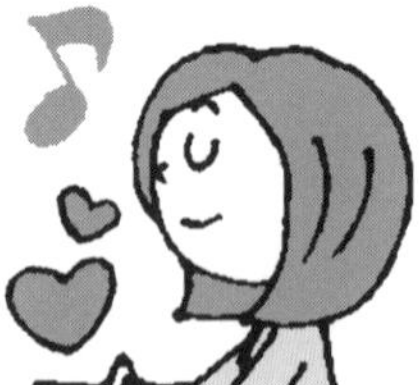

脳の奥深くには、感情を左右する扁桃体《へんとうたい》という部位があります。その周囲が感情系脳番地で、「快」「不快」を感じ、「好き」「嫌い」といった気持ちを生み出しています。

感情的に楽しいと思うこと、好きなことについては、当たり前ですが、積極的に行動できます。反対に、楽しくないことやイヤなことについては行動力が鈍ります。

「すぐ動ける」人は、この感情系を上手に使い、行動に移している人と言えます。

感情系脳番地を動かすエクササイズは、大きく分けて2つの方向性があります。

① 自分の欲求に気づく
② 他人への感情を利用する

①は、「好きか嫌いか」「やりたいのかやりたくないのか」、そういった自分の気持ちや好みをはっきりと自覚し、うまく利用して行動につなげるエクササイズです。自分の気持ちや好みに敏感になり、興味を持つことが大事です。

②は、「誰かのため」という感情を利用するエクササイズです。普段は「すぐ動けない」人でも、他人のためならば「すぐ動ける」ことは多いと言えます。

たとえば、自分一人の食事ならコンビニ弁当で済ましているけれど、家族に食べさせないといけない時は、きちんとした料理をつくるのではないでしょうか。

私も他人のためにがんばってしまうタイプです。

私は毎日患者さんの診察を行いながら、合間に取材対応などを入れて、書籍原稿のチェックをして……とガチガチにスケジュールを入れています。

これが全部自分のためならやる気は起きませんが、患者さんのため、問題を抱えて困っている読者のためと思えば、自然とカラダが動いてしまいます。

人は、「誰かのため」という感情があると、動きやすい。そういった感情をうまく利用して、「すぐ動ける」人になりましょう。

感情系

59

鏡の前で笑顔をつくる

まずは、自分の感情をコントロールするエクササイズとして、鏡の前で笑顔をつくってみましょう。

いつでもできることですが、特に試していただきたいのは、朝起きてすぐのタイミングです。

多少体調が悪かったとしても、昨日のイヤな出来事を引きずっていたとしても、無理やり笑顔をつくってください。

無理やりの笑顔でも、眠っていた脳を目覚めさせ、感情を活発化させる効果があります。

さらに上級者は、鏡の前で馬鹿笑いをしてみてください。

しばらく続けるうちにテンションが高まり、気持ちが盛り上がってやる気が出てきます。

感情系
60

毎朝「おはよう」と言う

毎日顔をつきあわせて暮らしている家族や、毎日会っている職場の同僚とのあいさつがおざなりになってしまう。そんな人もいるようですが、いい傾向とは言えません。

相手の顔をしっかりと見て、タイミングよく元気にあいさつすることは、感情系や伝達系の脳番地を働かせるために非常に重要です。表情を読み取る時には視覚系・理解系も刺激されます。

毎朝元気よく、「おはよう」とあいさつするようにしましょう。

相手に先にあいさつされた場合は、間髪入れずにすかさずあいさつを返しましょう。相手の行動に対してすぐにリアクションすることは、運動系脳番地のエクササイズになります。

一人暮らしの人や、あまり人と会う機会がない人は、鏡の前で自分に向かって笑顔で「おはよう」と声をかけてあげてください。

感情系

61

「すぐやる」と口に出す

「すぐ動ける」脳になりたいなら、まず「すぐやる」と口に出してみるのもいいでしょう。

実はこれだけのことでも、感情系をはじめ、聴覚系や伝達系などの脳番地が一緒に刺激され、自分の気持ちを高めるのに役立ちます。

言葉に出すことで自分自身に宣言することになり、それが動機付けになるのです。

朝、ラジオ体操をすることでカラダを目覚めさせるきっかけをつくるように、自分自身に声をかけることで脳を目覚めさせるきっかけにしましょう。

さらに、「自分はすぐに始められる」「12時までにやる」「あと10分で終わらせる」などと、よりポジティブな言葉や、具体的な言葉を発することも効果的です。

自分自身のモチベーションを少しでもプラスの状態に持っていくことが、結果的に「すぐ動ける」につながります。

感情系 62

元気の出る画像をスマホの待ち受けにする

今一つやる気が出ない、気分が盛り上がらない時は、脳の働きもカラダの動きも遅くなります。そんな時は気分を変えることが大事。

その一つの方法が元気の出る写真を見ることです。私の場合は両親の写真です。私は高校から下宿生活で、以降ずっと親元を離れての生活でした。一緒に暮らした時間が短かったため、両親への思いが非常に強いのだと思います。

だからサイフの中にある両親の写真を見ると、さまざまな感覚が湧き上がって、心がフッと和み、いい気分転換になります。

子どもの写真、好きなパートナーの写真など、何でも構いません。もちろん、紙の写真を持つのではなく、スマホの待ち受け画像などにするのもいいですね。

大切な写真をいつも携帯して、ちょっとした合間に見ることで意識的に気分転換を図りましょう。

感情系

63

予算1000円以内で自分へのご褒美を買う

自分の欲求に気づき、感情系脳番地を活性化するエクササイズの一つが、自分へのご褒美を買うことです。

何を買ってもいいとなると工夫がないので、予算を1000円以内に制限してみましょう。

1000円となると豪華なものは買えませんから、チョイスが難しいですね。流行《はや》りのスイーツを一つ買うとか、スーパーに行っていつもよりちょっといいお肉を買って料理するとか、食べ物なら比較的カンタンです。

いい香りのする入浴剤とか、使い捨てではないボールペンなども考えられます。

金額が制限されているだけに、「1000円でご褒美気分を味わうにはどうすればいいのか？」とあれこれと思いを巡らせることになり、欲しいものを自覚し、自分の感情に気づくきっかけとなります。

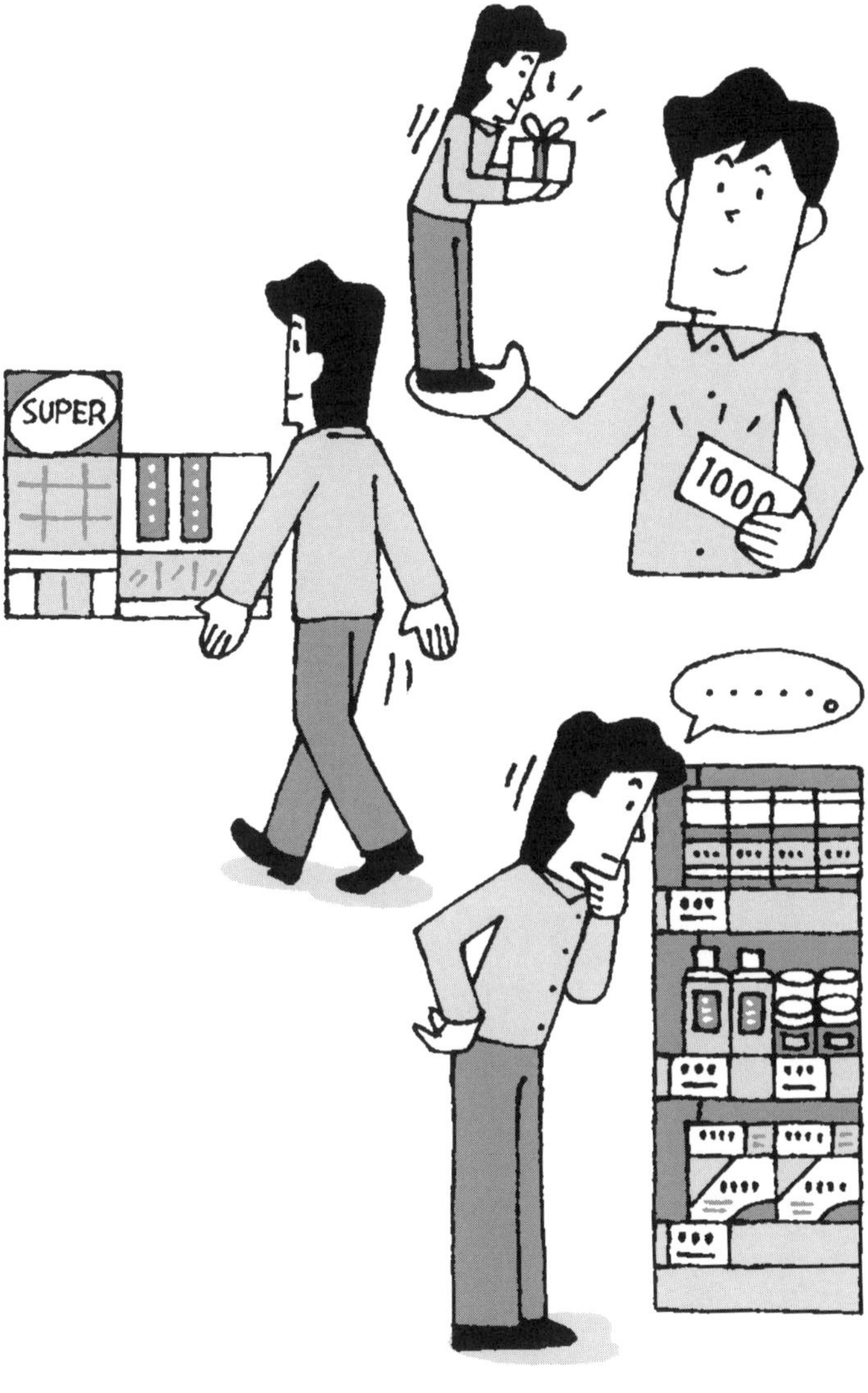
SUPER
1000
・・・・・。

感情系
64

好きなものを書き出す

感情系脳番地が活発な人は、自分が好きなこと、楽しいと思えること、気分がよくなることをよく理解していますし、見つけるのも上手です。

だから次々と好きなこと、やりたいこと、楽しいことを見つけて、積極的に行動できます。

反対に感情系が弱い人は、自分の気持ちや好みに敏感ではないので、興味を持てること自体が少なくなりがちです。

「好きなものは何?」と聞かれても、「何にも興味がない」と答えてしまう人もいます。

それは感情系が未発達なため、自分の気持ちや好みに気づけないからです。

好きか嫌いか、やりたいかやりたくないか、楽しいか楽しくないか、そういった好みや気分を自覚することが、行動力を高め、「すぐ動ける」につながります。

そのためには日頃から自分の感情をよく観察して、好きなもの、楽しいと思えること、気分が上がるものは何なのかを自覚するようにしましょう。

自分の好みを明確にするために、エクササイズとして好きなものをジャンルごとに3～5つほど書き出してください。

ジャンルは、芸能人・有名人、景色、本、花、天気、場所、匂い、音、四字熟語……何でも構いません。

書き出したら、それぞれどこが好きなのか、どこに惹《ひ》かれるのかを考えてみてください。「綾瀬はるかさんは、裏表がなさそうで、声がいいから好き」という感じです。

好きなものがあったとしても、書き出すことはあまりないでしょう。ましてや、好きな理由をじっくりと考えることはなかなかありませんよね。

それをあえてリストアップして理由を考えるところがポイントです。

これを１カ月程度続けてやってみてください。自分の感情への意識が高まり、だんだん自分の基準が見えてきます。

感情系
65

お世話になった人の名前を書き出す

思いつくままに、昔お世話になった人の名前を10人ほど書き出してみましょう。

いつ、どんな時にお世話になったのか、一人ひとりの顔を思い浮かべながら過去のエピソードを思い出していくうちに、当時と同じ気持ちになり感情系脳番地や記憶系脳番地が活性化されます。

他人への感情を利用して感情系脳番地を動かす方法の一つと言えます。

さらにリストアップした後、何人かに連絡を取ってみるのもいいですね。

電話番号や住所など連絡先がわかる人には連絡をしてみる。連絡先がわからない人は探してみる。

実際に連絡が取れると、思い出がもっと鮮やかに蘇り、感情がイキイキと動き出すようになります。

面倒くさいと思うかもしれませんが、何人か連絡を取ることを繰り返していくうちに、面倒くさいと感じなくなります。

何十年かぶりに連絡を取ると相手も喜んでくれることが多いですから、その反応が面白くなり、また別の人に連絡したくなるのです。

私も先日、19歳の頃にお世話になったお坊さんのことを思い出し、連絡先を探し出して連絡を取ってみました。

約40年ぶりだったのですが、現在79歳になるお坊さんは私のことを覚えていてくださいました。

自分のルーツに改めて触れて、新鮮な気持ちになりましたし、すごく前向きな気分になったことを覚えています。

感情系
66

目をつぶって片足立ちする

目をつぶって片足立ちし、そのままゆっくりと30秒数えてみましょう。

片足で立つこと自体は難しくありませんが、目をつぶることでバランスを取るのが難しくなります。

これを私は気持ちを切り替えるためのルーチンの一つにしています。

たとえばイライラした時に、目をつぶって片足立ちをする。すると倒れそうになって両足を着いてしまうので、もう1回チャレンジ……そんなことを繰り返しているうち、イライラなどすっかり忘れてしまいます。

それまで使っていた脳番地から別の脳番地を使う行動へシフトすることで、五感を通じて新しい刺激が生まれ、脳がリフレッシュされます。

イライラした時だけでなく、集中力が途切れた時などにも試してみてください。

感情系
67

プレッシャーを感じた経験を思い出す

すぐに行動に移したいと思っているのに、過度にプレッシャーを感じてしまい動けない場合があります。

プレッシャーを感じた時にいい対処法が、過去に最大のプレッシャーを感じた経験を思い出すことです。

私の場合は、28歳の時にアメリカのシカゴでの国際学会に参加した時の出来事を思い出します。英語のヒアリングもスピーキングもほとんどできないのに、外国人の医者がずらっと並ぶ前で、英語で口頭発表をしたという経験です。

あれは間違いなく人生で最大のプレッシャーを感じた出来事です。

これまでの人生で、あの時のプレゼンよりプレッシャーを感じたことはありません。だからプレッシャーを感じそうになったら、シカゴの国際学会を思い出します。

すると、たいしたことじゃないように感じ、自分の感情をコントロールできます。

感情系
68

「○○断ち」を1週間やる

自分が大好きだと自覚しているものでも、それがカラダに悪影響を及ぼすようなものであれば、なるべく控えた方が得策です。

たとえば、タバコ。喫煙者はイライラした時やちょっと疲れた時などに、一服することで気持ちがスッキリするといいます。

しかしそれは一時的な効果であり、長い目で見るとタバコは健康を損ね、集中力が持続しにくくなる、イライラしやすくなるなどの悪影響を生じさせます。

しかも、タバコに含まれるニコチンには常習性があるため、やめようとしてもなかなかやめられません。ひどい場合には依存症になることもあります。

依存的な症状になるものの例としては他に、お酒、コーヒー、甘いもの、ゲーム、スマホ、ギャンブルなどがあります。

こうしたものを日頃からやりすぎていると気づいたら、まず1週間だけでいいので、強制的にそれらを断つ挑戦をしてみましょう。

「〇〇断ち」をやることで、いつもよりイライラしたり、集中力が続かなかったり、頭痛がするなど体調に変化が起こったりするかもしれません。

また、自分のことで精一杯になり、他人への配慮ができなくなってしまうこともあるでしょう。

そのような感情に気づき、自分が依存していることを知ることがこのエクササイズの狙いです。

また、それまで無条件に得られていた「楽しい感情」を少しだけ制御することで、感情系脳番地に負荷を与えて刺激することになります。

もちろん依存性のある行為を続けることはカラダに悪影響があるので、できればきっぱりと断つことが大切です。

「1週間」続けた後は、「10日までやってみよう」「2週間は続けよう」と延ばしていくことで、やがてタバコやお酒に頼らなくても過ごせることに気づくはずです。

もちろん、無理にやめようとして過度にストレスを感じるような状態はよくないので、やめられない場合は、専門の医療機関に相談するようにしてください。

感情系
69

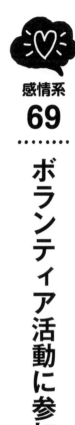

ボランティア活動に参加する

私は大学時代の5年間、近隣の清掃ボランティアに参加していました。毎朝5時半に起き、路上やゴミ置き場の掃除をしたり、住まいから最寄り駅までの道をホウキで掃いたり、草むしりをしたりすることを続けていました。不思議なもので掃除を続けるうちに、街がそれまでとは違って見えてきて、自分が地域と深くかかわっているような気持ちになりました。

ボランティア活動を通じて、地域に対する感謝や思いやり、礼節の心が育まれます。**他人を意識するようになることで、他人の感情にも気づくようになり、感情系脳番地を活性化させられます。**

また、ボランティアを継続していくうちに、「人の動きがいつもと違うな」「今日はゴミが多いな」などと気づくようになります。

これは視覚系脳番地や理解系脳番地が活発に働いたからこそ、気づきを得られるのです。カラダを動かすので運動系脳番地の活性化にもなります。

さまざまな脳番地を活性化させられるので、ボランティア活動はおすすめです。

第3章

4週間で「すごい行動力」になる脳番地プログラム

行動できない脳をつくり出す「4大不足」を解消する

前章で「すごい行動力」になる脳番地エクササイズを紹介しました。この章では、わずか28日間で「すごい行動力」を発揮できる脳になるプログラムを紹介します。

「どれを実践すればいいのか迷ってしまう」「いろいろな脳番地のエクササイズを組み合わせてやりたい」という人もいるでしょう。そんな人のために、**そのまま真似《まね》して効果が出る4週間分の脳番地エクササイズを用意しました。**

動けない脳をつくり出す原因は大きく分けて4つあります。

「睡眠不足」

「運動不足」

「欲求不足」

「整理不足」

この4大不足を解決するエクササイズを7日ごと4週に分けて実施することで、次のような効果が得られます。

第1週：睡眠不足を解消↓脳が覚醒する
第2週：運動不足を解消↓さらに脳覚醒のベースを上げる
第3週：欲求不足を解消↓やる気が出る
第4週：整理不足を解消↓動きやすい環境をつくる

各週において、月曜日から日曜日まで毎日一つずつ、誰でもカンタンに実践できるエクササイズを設定しています。**4週間のプログラムをそのまま実践することで、脳の働きが高まっていき、1カ月後には「すぐ動ける」脳に変わっているはずです。**

もちろんそのまま実践するのではなく、第2章の内容を参考にして自分なりにアレンジしたエクササイズを加えても構いません。

「難しいことは考えたくないけど、とにかく『すぐ動ける』ようになりたい」という人は、第2章を飛ばしてこの第3章から始めても大丈夫。

それでは次のページから具体的なエクササイズを見ていきましょう。

第1週

睡眠不足を解消する「7時間寝」エクササイズ

睡眠不足は脳にさまざまな悪影響を及ぼします。

詳しいことは拙著『脳が若返る最高の睡眠』（小学館新書）に書きましたが、**睡眠不足によって脳には「脳の老廃物を効率よく排出できない」「海馬《かいば》を傷つけて記憶力が低下する」「成長ホルモンが出ずに若さを失う」「早朝にドーパミンが出ず、やる気が起きない」「脳と体に炎症を起こす」などの問題が生じることが明らかになっています。**

その結果、がんや糖尿病、うつ病、認知症などのリスクが高まります。寝不足を放置することは、脳を「すぐに動けない」状態にするだけでなく、病気を引き起こすことにもなるのです。

そこで第1週は、睡眠不足を解消するためのエクササイズを日替わりで実践していきましょう。

睡眠時間は、１日７時間以上、週に50時間以上取ることが理想です。毎日どれくらい寝たか記録しながら進めて、最後の日曜日に１週間の睡眠時間を合計してください。

まず**月曜日**は、仕事の開始日。この日に夜更かししてしまったら、これからの１週間を乗り切れません。そこで午後11時には寝て、睡眠のリズムをつくりましょう。

火曜日は、家族で「火」を噴くような口論をしない日に。夜寝る前に言い争いなどをすると、感情が高ぶって眠りに入りづらくなります。お互いの時間を尊重し、自分は読書をするなどして平穏に過ごすことに努めましょう。

水曜日は、「水」いらずということで、アルコールを抜いてはどうでしょうか。アルコールは少量であれば、入眠に役立つこともあります。しかし、飲み過ぎれば利尿作用により中途覚醒の原因になり、深い睡眠を妨げます。「眠りにつくためにアルコールを取ろう」という考えはやめるべきです。

また、毎日飲み続ければ依存症にもつながります。普段よく飲む人も、週に１度くらいはアルコールなしで過ごしましょう。

木曜日は、週の終盤に差し掛かりそろそろ疲れも出てくる頃です。昼食後などに10分でもいいので、昼寝をしましょう。

10分の睡眠を取り、脳のスイッチを一度オフにすることで、思考力の低下を抑えられます。睡眠不足の解消にも効果があります。

金曜日までで仕事が終わり、家に帰ったらリラックス。この時大事なことは、「金」属製品を使わない、つまりスマホを見ないこと。スマホ画面の光は脳を覚醒させ、睡眠を妨げます。

1週間の疲れをしっかりと取るために、余計な光を浴びずに就寝してください。

土曜日の夜は、8時間寝ることを目標にしましょう。

平日に毎日7時間寝たとしても1週間の合計では49時間。理想とする50時間に1時間足りません。

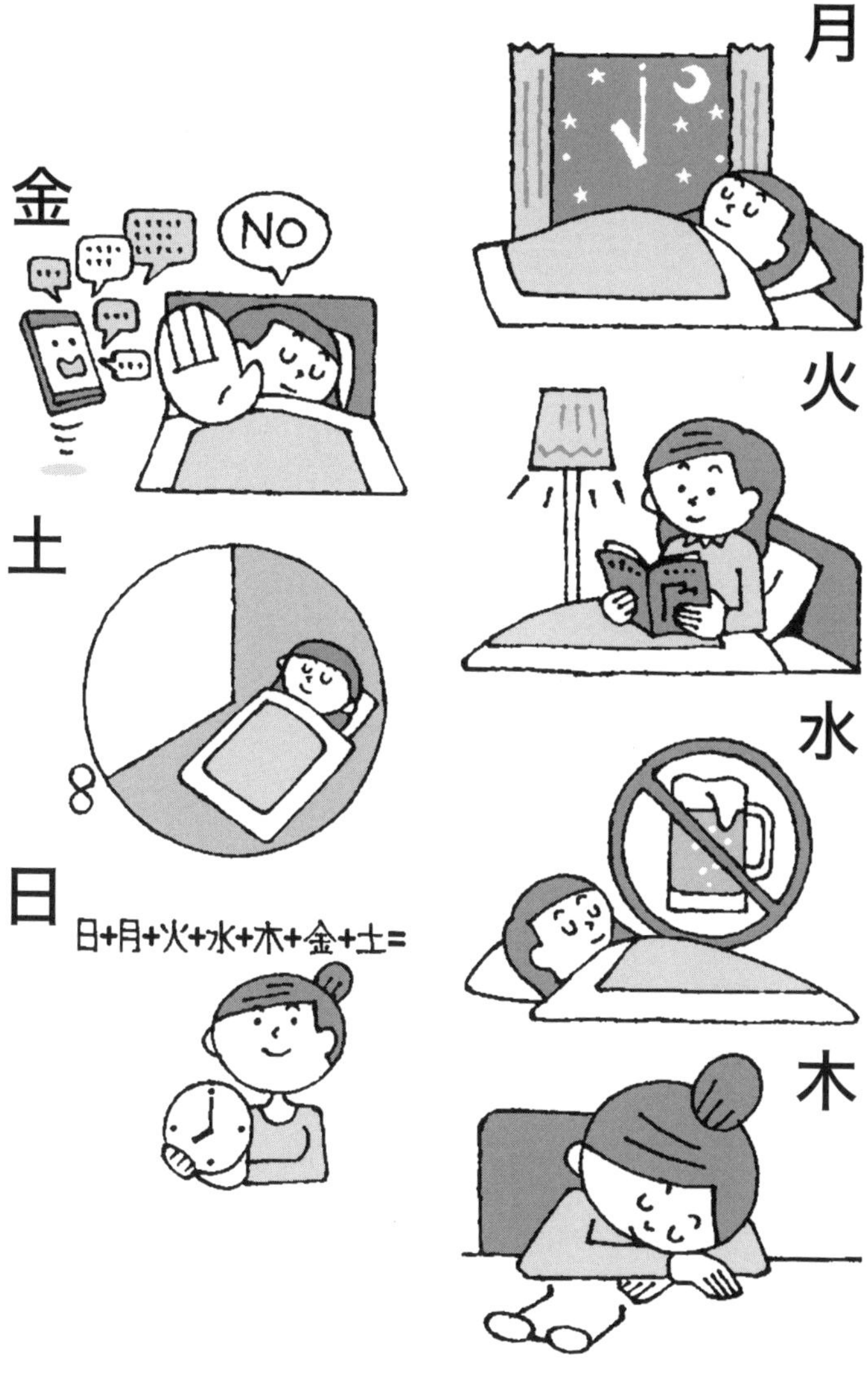
月
火
水
木
金
NO
土
日
日+月+火+水+木+金+土=

週末にこの1時間分の不足をカバーすることで、週50時間を確保して「睡眠負債」をリセットしてください。

日曜日は、今までの1週間（先週日曜日夜から今朝まで）の睡眠時間を合計してみましょう。50時間をキープすることはできたでしょうか？

週50時間睡眠を確保できれば、脳が覚醒した状態で毎日を過ごせたはずです。それなのにアタマが働かない気がするなら、それは睡眠の質に問題があります。

寝室に入る強い光を遮断する、就寝前のカフェインを避ける、肌触りの良い寝具を使う、就寝1時間前の入浴でリラックスする、就寝前にセルフマッサージする、アロマテラピーを活用するなど、いろいろな方法を試して睡眠の質を高めてください。

なお、これらで改善しなければ、睡眠中に無呼吸を繰り返し、血中酸素飽和度が低下する睡眠時無呼吸症候群のおそれもあります。いびきがひどく、寝ても疲れが取れない場合は、専門の医療機関で睡眠検査を受けることをおすすめします。

第2週 運動不足を解消する「ウォーキング」エクササイズ

脳が「すぐ動ける」状態かどうか、その点に最も影響を与える脳番地が運動系脳番地です。

第2章でも紹介しているように、**手っ取り早く運動系脳番地を動かすのに適しているのがウォーキングです。**

ウォーキングを行い運動脳にスイッチを入れることが、脳全体の働きを高め、「すぐ動ける」ようになるコツと言えます。

そこで、第2週は、いろいろな方法でウォーキングを楽しみましょう。

ウォーキングといっても、特別な時間をつくる必要はありません。毎日の通勤・通学のついでに実践できるごくカンタンな方法ばかりです。

月曜日は、人混みすり抜けウォーキングからスタートしましょう。

自宅から駅まで、あるいは駅構内など、人が多い場所で、周りに注意を払いつつ、人混みをうまくすり抜けながら早足で歩いてください。

第2章（116ページ）ではこの「人混みすり抜けウォーキング」を理解系脳番地のエクササイズとして紹介しましたが、視覚系や運動系の刺激にもなります。

火曜日は、朝10分早く家を出ること。そして、いつもとは違う道を通ったり、周りの景色を観察したりしながら、職場・学校まで歩きましょう。普段見慣れない光景を見ることで視覚系脳番地や感情系脳番地を活性化させられます。

いつも始業時間ギリギリに出社していた人が、いつもより少し早く会社に到着すれば、心に余裕が生まれて仕事の生産性が上がる効果もあるでしょう。

水曜日は、週の半ばでそろそろ疲れが出てくる頃。そこで、気分を乗せるためにラジオを聴きながら歩くのはどうでしょうか。

ラジオを聴きながら歩くと、すでにウォーキングによって運動系脳番地が刺激されているところに、聴覚系や理解系の脳番地への刺激が加わります。2つ以上のことを

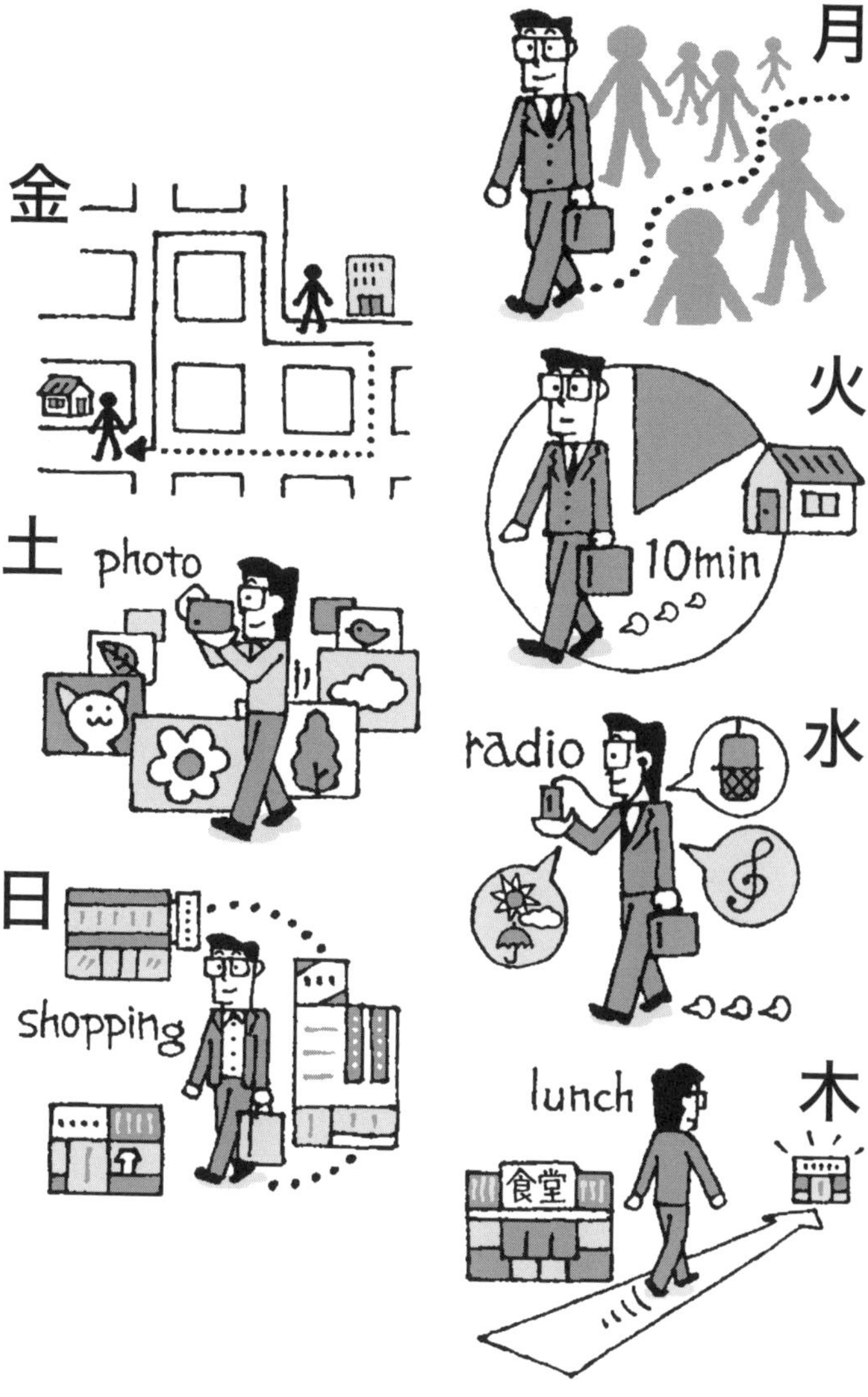
月
火
10min
水
radio
木
lunch
食堂
金
土
photo
日
shopping

同時に行うマルチタスクのエクササイズにもなります。

注意点としては、安全確保のために、外の音が聞こえるタイプのイヤホンを選ぶこと。また、車通りが少ないコースを選ぶといいですね。


木曜日は、昼休みにウォーキングをしましょう。

たとえば昼ご飯を外で食べる場合は、普段よりちょっとだけ遠いお店を選びます。そして、行きは早歩きでお店に向かうといいでしょう。

食後に激しい運動は控えた方がいいので、お店からの帰りは普段通りの速さで歩いて帰ってきます。

昼にウォーキングをすることで、午前中の疲れがリセットされ、次の行動に移るためのスイッチを入れる効果があります。

金曜日は、1週間の仕事が終わったウキウキ気分のまま、回り道してウォーキングをして帰りましょう。
自宅の最寄り駅で降りるのではなく、1駅前で降りて歩く、「コースチェンジ・ウォーキング」がおすすめです。定番のコースを歩くのではなく、あえてコースを変えて歩くことで、決断力も高まります。

土曜日はのんびりと、スマホで写真を撮りながら散歩したりするといいですね。私がよく実践しているのは、ウォーキングのたびに、同じ木の葉を撮影する「スナップショット・ウォーキング」です。定点観測することで日々の変化を知ることができ、視覚系・理解系などの脳番地が刺激されます。

日曜日は、今まで行ったことのない店に買い物に行く「買い物ウォーキング」。初めての店に行くだけでも思考系・感情系・視覚系の脳番地が刺激されます。しかも、買い物のためならウォーキングするモチベーションも高まりますよね。

また、買い物の利点は、それだけで距離を稼げるということ。商品を眺めながらブラブラと歩くだけで、意外と長距離のウォーキングになっていることがあります。

土日は買い物に限らず、できるだけ普段と違うことを体験した方が脳にとって刺激になります。また、ウォーキングだけでなく他の運動（水泳や腕立て伏せなど）を取り入れることもおすすめします。

運動不足が蓄積してしまうことを私は「運動負債」と呼び、大きな問題ととらえていることは、第2章でもお話ししました。

運動負債がたまると、日中の活動量が少ないために質の高い睡眠を得ることができなくなります。

また、運動系脳番地を中心に脳の不調が起こります。たとえば、人の話を聞いてもスピーディーに理解ができなくなり、その結果、「すぐ動ける」どころか、動くこと自体が億劫《おっくう》になってしまいます。

コロナ禍でリモートワークなどが増えたことで、多くの人々が運動負債に陥っていると考えられます。

今紹介した1週間のメニューを見て、「面倒くさい……」と感じてしまったのなら、あなたは運動負債が疑われます。

運動負債を解消するためにもウォーキングが最適です。スマホで距離を測り、1週間で30キロメートル以上は歩くことをおすすめします。

第3週 欲求不足を直す「脳を解放する」エクササイズ

私たちの脳は、欲求を持ち続けることで元気に活動できます。

人間の欲求のうち、よく知られているのは「食欲」「睡眠欲」「性欲（生殖欲求）」の三大欲求ですが、それ以外にも名誉欲、自己顕示欲、独占欲、承認欲求、金銭欲、支配欲、物欲、収集欲など、いろいろな欲求があります。

「欲求」というと「欲望」を連想させることもあり、後ろめたいもの、触れてはいけないものと考えてしまう人もいます。

そのため、日々の生活の中で自分の中にある欲求を抑え込み、欲求がしぼんでしまう人も多いようです。欲求が欠乏すると、行動に移すことが億劫になり、その結果「すぐ動けない」ことになります。

脳科学的な観点から言えば欲求は必要です。欲求には、人を前向きにし、行動を促す作用があるからです。

脳を活性化させ、「すぐ動ける」状態にしてくれる欲求の不足を解消するために、1週間のプログラムを実践しましょう。

月曜日は、絵本を音読しましょう。

音読の効果については、第2章（102ページや146ページ）でも説明した通りです。

絵本を読むことで視覚系脳番地が刺激されるだけでなく、子どもの頃の感情を思い出すことになり、感情系や記憶系の脳番地も活性化します。

思い出が蘇ることで思考系脳番地も働き、「あの頃の楽しさを味わいたい」「子どもの頃みたいに○○をしたい」といった欲求が出てくることになります。

火曜日は、「火」のように赤いド派手なパンツをはいてみましょう。

赤でなくてもいいのですが、普段なら絶対にはかないような派手な色や柄、普段とは異なるタイプの下着を思い切って身につけてみましょう。

見えない場所にこだわることで、内面的な欲求が刺激されることになります。

月

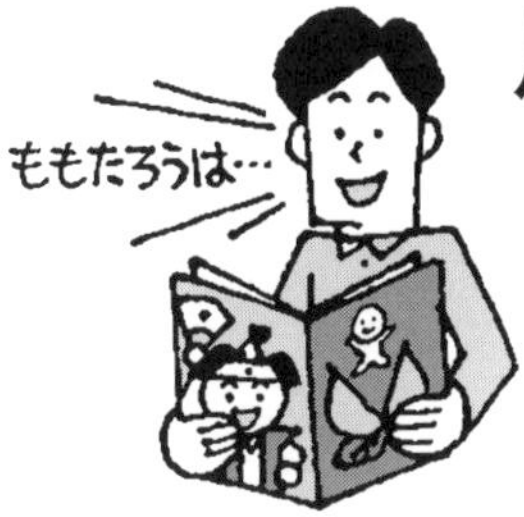

火

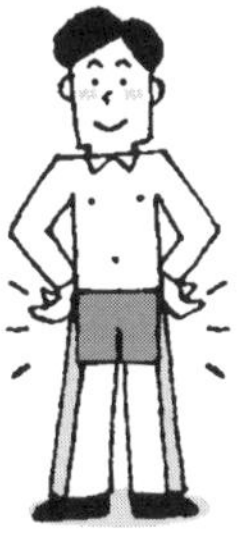

水

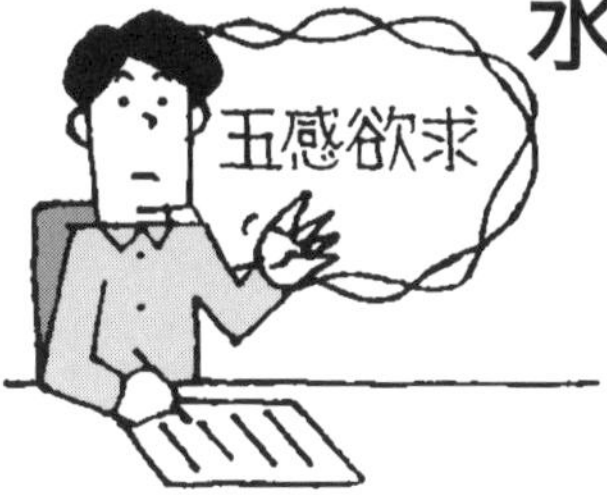

木

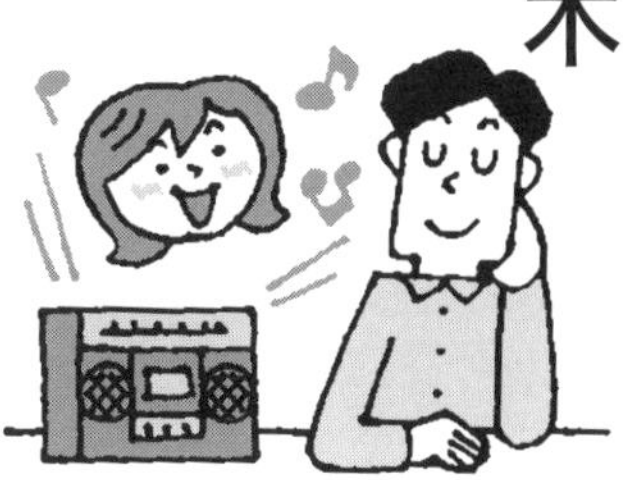

金

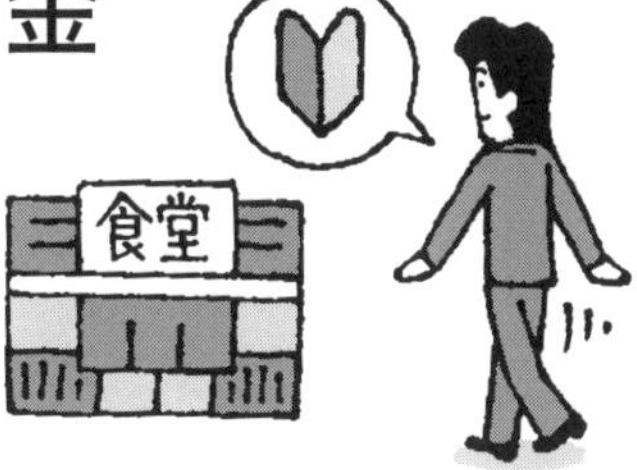

土

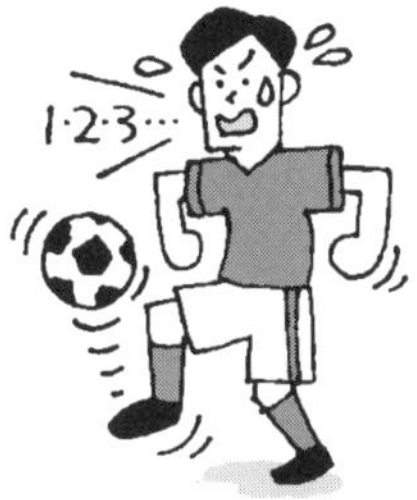

日

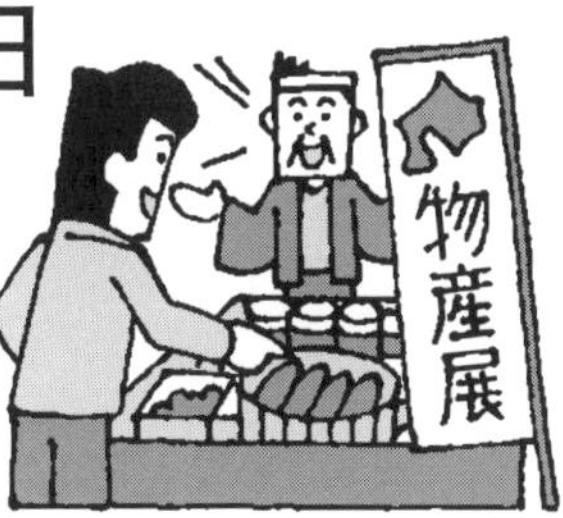

水曜日は「五感欲求表」を書き出してみましょう。五感欲求とは、「見たい」「聞きたい」「食べたい」「嗅ぎたい」「触りたい」という5つの欲求のこと。

五感欲求の現れ方は人それぞれ異なり、基本的にはその人がよく使う脳番地に応じた欲求が生まれやすくなります。

反対に言えば、よく使わない脳番地に対応した欲求は現れにくいということ。これでは脳をまんべんなく活性化することができません。

「したいこと」をたくさん書き出すことが、多様な欲求の発生を促してくれます。

五感欲求表

- **何を見たい？（　　　　）**
- **何を聞きたい？（　　　　）**
- **何を食べたい？（　　　　）**
- **何を嗅ぎたい？（　　　　）**
- **何に触れたい？（　　　　）**

木曜日は、10年以上前に流行《はや》った音楽を聴いてみましょう。昔流行した曲を聴くと、当時の楽しかった思い出が蘇り、「また○○したい」という欲求が出てきやすくなります。

また、聴いていた当時とは違う印象を受けたり、新たな魅力に気づいたりすることで、当時とは違う新たな自分（欲求）に気づけるかもしれません。

金曜日のお昼は、初めて入る店でランチを食べてみましょう。

決まり切ったことばかりで埋め尽くされた日常は、脳を怠けさせます。積極的に新しい体験をすることが大切です。初めての店で昼食を食べることも新しい体験の一つ。最初はちょっと勇気がいるかもしれませんが、飛び込むことに慣れて勇気と経験値が上がれば、他にも新しい体験に挑戦するパワーが生まれるでしょう。

土曜日は、子どもの頃に好きだったことや楽しんでいたことを思い出し、もう一度挑戦してみましょう。

大人になるにつれて、「体力がないから」「恥ずかしいから」などと言い訳して、やらなくなることはたくさんあります。その欲求を抑えてしまうのはもったいない。「もし子どもだったら何をやりたい?」と、自分の中の欲求を見つけましょう。

日曜日は、デパートの催事売り場で開催されている「北海道フェア」などの物産展に行って、食べたいもの探しをしましょう。朝市や魚市場などでもいいですね。物産展では魅力的な商品がたくさん売られていて、見て回ったり、試食をしたりするだけでも楽しくなりますよね。

もちろん、食べたいものがあれば、買ってしまいましょう。欲求に従って動き、欲求を発散させることで、また新たな欲求が生まれます。

このプログラムにより、自分の欲求を発見することで、行動に移すための動機が明確になります。

その結果「すぐ動ける」脳に大きく近づくのです。

第4週

整理不足にならない「朝片づけ」エクササイズ

いざ行動しようとした時に、「整理できていない」ことが原因で動けないということはたくさんあります。

「大量のモノを前に、何から始めればいいのかわからない。面倒くさくて動けない」

「これからどうすべきか自分の考えがまとまらない。だから行動に移せない」

といったケースです。

このような慢性的な混乱状態を改善して、**物事が整理整頓されている状態をキープできれば、いつでも脳のスイッチを入れて「すぐ動ける」状態になれます。**

そのための1週間のプログラムを紹介します。

毎朝10分間、時間を決めて、いろいろなところを整理しましょう。時間を決めることで、心地よい緊張感の中で脳をフル回転させられます。

まず**月曜日**は、出勤10分前に鞄《かばん》の中を片づけてみましょう。10分という制約がある中で、「今、鞄に何が入っているか」「これから何を入れて、何を出さなければならないか」を瞬時に理解し、手を動かして整理しなければなりません。この作業が理解系脳番地などを刺激します。

火曜日は、仕事や勉強で使う自分の机の上を整理しましょう。散らかったデスクで仕事をすれば、意識が分散されて集中力が落ちてしまいます。必要な資料を探すのにも時間がかかります。

机の周りを整理整頓し、ムダなモノをしまうことで、仕事に集中する環境をつくることができます。

水曜日は、両手を使って、から拭きではなく「水」拭きで、仕事場や自分の部屋の雑巾がけをしましょう。

雑巾がない場合はウェットティッシュなどで代用しても大丈夫。とにかく両手を使うことがポイントです。

月
火
水
木
check
金
BANK
土
月
火
水
木
金
土
日
日

利き手と反対の手を動かすことは、普段使わない筋肉を動かすことになり、これにより運動系脳番地が刺激されます。

ただ、利き手を全く使わないのは難しいので、両手でやりましょう。右脳と左脳の両方を同時に刺激することになり、さまざまな脳番地を活性化させられます。

木曜日は、メール対応の遅れを確認する日にしましょう。

デスクワークをしている人の多くは、仕事相手との連絡ツールとしてメールやチャットを使っていますよね。

このメールのやりとりが増えてくると、本当に大切な情報を見落としてしまい、対応が遅れてしまうこともあります。

一度対応が遅れると、スケジュール全体に遅れが出てしまい、リカバリーするのも大変です。結局、その週の仕事をスムーズに終えられなくなります。

こういった事態を防ぐためにも、今週1週間のメール内容を改めて振り返り、対応が遅れているものはないか確認してみてください。

金曜日は、「金」にちなんで通帳を記帳する日にしましょう。つまり、自分のお金の整理整頓ですね。

会社の経営者や経理担当でもない限り、こまめに通帳記帳している人は少ないかもしれません。しかし、記帳することで自分のお金の状況を正確に把握できますし、それによって使い方に計画性が生まれます。

お金の管理をきちんとできる人は、難しいことに対しても「すぐ動ける」人の可能性が高いですね。

週に1度くらいは記帳をして、収支を確認しましょう。ネット銀行を使っている人は、ログインして1週間の明細を確認するだけでも構いません。

通帳記帳以外にも、不払いの請求書・公共料金の確認、おサイフの中の領収書の整理、クレジットカードの引き落とし額の確認なども行ってください。

土曜日は、次の1週間、つまり月曜日からの予定を書き出してみましょう。

来週の予定なんて日曜日の夜にやればいいと思うかもしれませんが、そこをあえて土曜日にやるのがポイントです。

なぜなら来週のことが正確に把握できていない、モヤモヤした状態だと、日曜日に気になってしまい、休暇に集中することができないからです。

土曜日に計画を立てておけば、「来週はどんな予定があるのか」「来週はどのくらい余裕があるのか」を大まかに把握できます。そうすることでアタマの中が整理され、日曜日は休暇に集中でき、十分にリフレッシュできます。

また、「来週はどうしても仕事が溢《あふ》れそうだから、日曜日に少し準備しておこう」という判断も可能になります。


日曜日は、不必要なものを捨てる日にします。

古くなった肌着、読み終わった雑誌、冷蔵庫の賞味期限切れの食品など、捨てるものは何でも構いませんが、とにかく捨てることが大事。

捨てるには、モノを観察し「必要かどうか」を判断しますよね。その過程で、視覚系や理解系などの脳番地が使われます。手を動かすことで運動系脳番地も使います。

これも、脳が元気な朝のうちに実行することをおすすめします。

捨てることで気分がスッキリし、「すぐ動ける」状態になるのです。

○おわりに　今すぐできる！ 即行動のススメ

これまで、ＭＲＩ脳画像を用いて1万人以上の脳診断を行い治療してきました。

脳を見れば、「すごい行動力」の人なのか、全く動けずに悩んでいる人なのかは、診断できます。

すごい行動力を持った人と行動できずに悩んでいる人では、大きく人生が違ってきます。

すごい行動力を身につけることで、悩みが消え、未来が開けてきます。

先日、7つ違いの叔母と話していたら、「そういえば、小さい時はほとんど動かないでじっとしていたよね」と言われて、私自身が幼少の頃の記憶をありありと思い出しました。私はすぐ動かないどころか、いつまでたっても動かなかったのです。

その記憶の一つをたどると、私のアタマの中には動く理由も、次にやることも、全く何も浮かばず時間だけがただただ過ぎていきました。

私が育った実家は、夏、玄関とその奥の間の引き戸を全開にしておくと、オニヤンマの通り道になっていました。そのオニヤンマが時々、方向を変えて、家の中で立ち往生するので、何とか捕まえて逃がしてやりたいのですが、上手に手で捕まえないとこちらが噛まれて痛い思いをするので、「お祖母ちゃん」と呼ぶだけでした。

また、小学生になると、ひらがな音読が全くできます、左利きから右利きに変えていたので、学校に行っても鉛筆で字を書くのがやっとの状態でした。

私は、叔母が記憶しているほど動けなかったのに、私の家族は祖父母も両親も、3つ下の妹もみな、信じられないほど処理速度も速く、やることがきれいなのです。

私が学校の準備すらできなかったのに、忘れ物もほとんどなく、提出物もしっかり出せていたのは、母と祖母がほとんどやってくれたからでした。下着や靴下は、家に帰ると投げ飛ばしていましたが、それを母が拾って洗濯場に持っていきました。要するに、私は、すぐ動く必要もなかったのです。

ところが、私自身、10代、20代、30代と徐々に動けるようになり、それとともに、多くの人との出会いや奇跡的に思えるような出来事などから、本当に知りたかった脳の秘密を解き明かすことができています。

本書が、読者の人生を一歩でも進められるお役に立てることを願っています。

２０２２年12月

加藤プラチナクリニック院長・脳内科医　加藤　俊徳

加藤俊徳（かとう・としのり）

脳内科医、医学博士。加藤プラチナクリニック院長。株式会社「脳の学校」代表。昭和大学客員教授。脳科学・MRI脳画像診断の専門家。脳番地トレーニング、脳活性音読法の提唱者。14歳のときに「脳を鍛える方法」を求めて医学部への進学を決意。1991年に、現在、世界700カ所以上の施設で使われる脳活動計測fNIRS（エフニルス）法を発見。1995年から2001年まで米ミネソタ大学放射線科で脳画像研究に従事。ADHD、コミュニケーション障害など発達障害と関係する「海馬回旋遅滞症」を発見。加藤式MRI脳画像診断法を用いて、小児から超高齢者まで1万人以上を診断・治療。得意な脳番地・不得意な脳番地を診断し、頭がよくなる学習法や脳個性からの適職の選び方など、薬だけに頼らない脳番地トレーニング処方を行う。『脳の強化書』（あさ出版）、『ADHDコンプレックスのための"脳番地トレーニング"』（大和出版）、『1万人の脳を見た名医が教える すごい左利き』（ダイヤモンド社）、『脳の名医が教える すごい自己肯定感』（クロスメディア・パブリッシング）、『一生頭がよくなり続ける すごい脳の使い方』（サンマーク出版）など著書多数。

・加藤プラチナクリニック公式サイト　https://www.nobanchi.com

1万人《まんにん》を診《み》た脳内科医《のうないかい》がすすめる

すごい行動力《こうどうりょく》

2023年1月30日 第1刷発行

著　者　加藤俊徳

発行者　三宮博信

発行所　朝日新聞出版

〒104-8011 東京都中央区築地5-3-2

電　話　03-5541-8814（編集）

03-5540-7793（販売）

印刷所　大日本印刷株式会社

Published in Japan by Asahi Shimbun Publications Inc.

ISBN978-4-02-331936-3